JE ME METS au PALÉO

Aglaée Jacob

JE ME METS au PALÉO

30 jours

pour adopter le régime de nos ancêtres
et retrouver la forme

Conception graphique et réalisation : Idee Graphic (Toulouse)
idee.graphic@free.fr

Photos : ©Aglaée Jacob et ©Shutterstock
Illustrations : ©idee graphic

ISBN : 978-2-36549-106-8

Imprimé par France Quercy à Mercuès (France)
N° d'impression : 50425

Dépôt légal :1er trimestre 2015

www.thierrysouccar.com

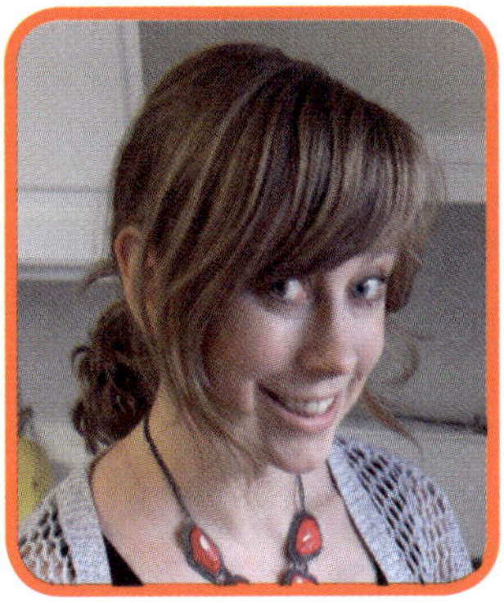

Aglaée Jacob a grandi dans la région du Centre-du-Québec au Canada avant d'entreprendre des études de nutrition à l'Université Laval dans la ville de Québec. Ce parcours universitaire lui a permis d'acquérir une licence puis un master en nutrition avant de commencer à travailler en tant que diététicienne-nutritionniste.

Après quelques années à pratiquer son métier en suivant les recommandations nutritionnelles officielles et à voir que cela ne semblait pas être la solution ni pour ses patients ni pour elle-même, elle a commencé à se questionner sur sa formation. Elle est retournée à ses livres, a révisé sa biochimie, a consulté des dizaines d'experts et a dévoré des centaines d'articles dans des journaux scientifiques.

Toutes ces recherches l'ont amenée à découvrir les principes de la nutrition ancestrale et de la biologie de l'évolution et progressivement à se passionner pour le régime paléo.

Aglaée a commencé à manger paléo en 2010. Ceci lui a permis de régler les problèmes intestinaux chroniques qui lui empoisonnaient la vie depuis de nombreuses années et de mieux gérer son syndrome des ovaires polykystiques (SOPK) lié à des problèmes hormonaux.

Elle est convaincue que ces changements alimentaires lui ont permis de maximiser ses niveaux d'énergie pour fonder sa propre pratique, d'améliorer sa fertilité et maintenant d'avoir un petit garçon en très bonne santé.

Avec déjà deux livres en anglais sur la santé intestinale (*Digestive Health with REAL Food* publié aux éditions Paleo Media Group en 2013), Aglaée a toujours eu à cœur de partager ses découvertes en nutrition et d'aider les francophones à découvrir cette autre façon de s'alimenter pour qu'ils puissent également se sentir mieux, perdre du poids et améliorer leur santé.

Aglaée habite maintenant à Toronto au Canada avec sa petite famille où elle étudie la médecine naturopathique tout en travaillant en ligne avec des patients du monde entier.

Elle est blogueuse sur les sites RadicataMedecine.com (en anglais) et JeMeMetsauPaleo.com et anime le groupe facebook « Paléo en français ».

À mon fils Ayden, mon miracle paléo

REMERCIEMENTS

J'aimerais exprimer ici toute ma reconnaissance. D'abord de ma bonne santé. Après avoir souffert de plusieurs problèmes digestifs chroniques sévères, je n'osais même plus espérer retrouver l'énergie et la santé de ma jeunesse. Aujourd'hui, celles-ci me permettent d'accomplir tous mes projets, même les plus fous, et d'aider les autres à faire de même.

Je suis également reconnaissante à tous mes extraordinaires amis de la communauté paléo et à toutes les personnes à qui j'ai transmis l'art d'utiliser les aliments comme médicament pour l'optimisation de leur santé de m'avoir inspirée ces dernières années.

Je suis reconnaissante aux fermiers qui élèvent leurs animaux et cultivent leurs légumes de façon optimale pour ma santé et celle de la planète.

Je tiens par ailleurs à remercier les Éditions Thierry Souccar pour avoir accepté mon manuscrit avec tant d'enthousiasme. Et un merci spécial à Véronique qui m'a aidée à le mettre à jour et à l'améliorer.

Merci à Carine de m'avoir poussée à publier ce livre, qui n'était disponible qu'en version ebook, et de m'avoir suggéré de contacter les Éditions Thierry Souccar. J'adore les petits hasards de la vie qui amènent de belles surprises !

Merci à mon amie d'enfance Geneviève qui m'a si généreusement aidée à corriger la première version de mon manuscrit. Je suis bien contente que ces multiples lectures t'aient finalement convaincue d'essayer l'alimentation paléo. ☺

À ma famille, Gilles, Hélène, Ludovic et Amélie, ainsi qu'à ma belle-famille, Jean, Johanne, Mélissa et Anouk : je vous remercie de m'avoir soutenue dans ce projet, d'avoir goûté mes recettes et d'avoir même modifié les vôtres pour moi. Merci de m'avoir écoutée parler de mes passions, la nutrition et la santé, sans vous lasser (ou du moins sans le laisser paraître !). Vos commentaires m'ont permis de peaufiner le message de ce livre pour qu'il soit plus clair, pertinent et intéressant.

Enfin, un grand MERCI à mon amoureux Jonathan. Nous avons vécu tellement de choses ensemble depuis ta première déclaration d'amour alors que nous étions encore adolescents ! Tu as toujours été là pour moi et je dois avouer que ton sens critique (parfois agaçant !) m'a beaucoup aidée à ne jamais rien prendre pour acquis et à toujours questionner ce que j'apprends. C'est ce qui m'a permis de garder l'esprit ouvert et de changer mon alimentation pour passer au paléo malgré le fait que celle-ci allait totalement à l'encontre de ce que j'avais appris auparavant dans mes études. Merci d'être toi, merci d'être dans ma vie et merci d'être un merveilleux papa pour notre petit Ayden d'amour.

Je t'aime ! ♥

AVERTISSEMENT ET MISE EN GARDE

Ce livre propose une alimentation qui n'est pas forcément conforme aux recommandations nutritionnelles officielles.

Il ne doit pas être utilisé pour traiter, diagnostiquer ou prévenir une quelconque maladie ou problème de santé, ni pour remplacer les conseils de votre médecin. Les informations que vous y trouverez ont pour but de vous informer.

Consultez toujours votre médecin si vous avez un quelconque problème de santé ou avant d'entreprendre des changements au niveau de votre alimentation, de votre activité physique ou de vos habitudes de vie.

SOMMAIRE

INTRODUCTION

Pendant des millénaires, l'être humain a naturellement su ce qu'il devait manger sans avoir besoin de suivre les recommandations des nutritionnistes, diététiciens ou médecins.

En fait, nos ancêtres chasseurs-cueilleurs du Paléolithique n'avaient pas autant de choix que nous en avons aujourd'hui et les seuls aliments qui étaient disponibles étaient naturels et frais. Au contraire, la plupart des aliments qui font partie de notre alimentation actuelle sont transformés et non périssables.

Retourner aux sources en essayant de consommer des aliments naturels et frais pourrait faire toute la différence pour votre santé. Ce livre va vous aider à comprendre que la science de la nutrition n'a pas à être compliquée. Il n'est pas nécessaire de se casser la tête à essayer de lire des listes d'ingrédients complexes et des tableaux de valeur nutritive remplis de chiffres qui s'attachent seulement aux quantités et non à la qualité des nutriments.

Tout ce que vous devez faire pour améliorer votre alimentation est de choisir de vrais aliments à leur état naturel et d'éviter les aliments transformés. C'est vraiment tout ce que vous avez besoin de savoir. Vous pourriez fermer ce livre maintenant.☺ Cependant la suite vous donnera davantage de détails sur le pourquoi et le comment.

100 % NATUREL

Bien que les aliments que nos ancêtres mangeaient ne comportaient pas d'étiquettes de composition, vous pouvez facilement imaginer que ces aliments ne contenaient que très peu d'ingrédients et surtout aucun arôme artificiel, conservateur ou additif chimique.

Le seul ingrédient dans un morceau de bison est – vous l'avez deviné – du bison. C'est tout. Point final. Les autres aliments faisant partie de l'alimentation de nos ancêtres chasseurs-cueilleurs, tels que le poisson, les œufs, les noix et les baies sauvages, étaient tout aussi naturels, avec une liste d'ingrédients... très courte !

On ne peut en dire autant de 90 % des aliments que l'on retrouve aujourd'hui dans les épiceries et les supermarchés. Eh oui, vous avez bien lu : *quatre-vingt-dix pour cent* des produits des rayons des supermarchés sont des aliments qui ont été transformés industriellement. La plupart sont fabriqués en utilisant des dizaines et des dizaines d'ingrédients. La majeure partie de ces ingrédients ont des noms mystérieux et impossibles à prononcer et vous n'en retrouveriez jamais dans le placard de votre cuisine. Et encore moins directement dans la nature !

Faites le test : choisissez n'importe quel aliment en boîte dans votre placard ou à l'épicerie et prenez la peine de lire la liste d'ingrédients. Vous constaterez rapidement que cela ressemble davantage à une liste de matériel destiné à réaliser une expérience en labo pour un cours de chimie organique.

Voyez quelques exemples dans le tableau page ci-contre.

Ne vous laissez pas impressionner par les indications de type « sans conservateur », « sans colorant »... qui servent surtout d'argument marketing. Lisez plutôt les ingrédients et essayez d'imaginer si vous seriez capable de préparer ces aliments vous-même avec des ingrédients se trouvant dans votre cuisine, sans avoir à passer un diplôme d'ingénieur en agro-alimentaire !

PLUS DE FRAÎCHEUR = PLUS DE NUTRITION

Et que dire de la fraîcheur des aliments ? 90 % des aliments transformés des supermarchés peuvent rester dans les rayons des semaines, voire des mois et même des années. Les aliments ayant une longue durée de conservation sont très profitables à l'industrie agro-alimentaire puisque cela permet de réduire les pertes (contrairement aux légumes, aux fruits, à la viande fraîche ou au poisson). Les boîtes de céréales du petit déjeuner, les pâtes alimentaires ou les biscuits, de même que les aliments en conserve ou surgelés sont « bons » presqu'indéfiniment pour la consommation humaine.

« ALIMENTS »	LISTE D'INGRÉDIENTS
CHEESEBURGER DE MCDONALD'S 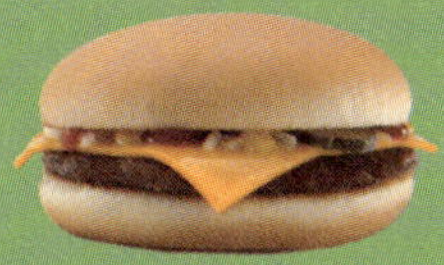	Viande 100 % bœuf, pain [farine de blé, eau, sucre, levure, huile de colza, sel, farine de soja, émulsifiant (E472e), conservateurs (E282)], moutarde [vinaigre d'alcool, eau, graines de moutarde (13 %), sel, épices], ketchup [purée de tomate (73 %), sirop de glucose-fructose, vinaigre d'alcool, sels, extrait d'épice], cornichons [cornichon, vinaigre d'alcool, sel, arôme naturel, conservateur (E211), correcteur d'acidité], oignons déshydratés, fromage fondu [cheddar (51 %), eau, beurre, fromage (9 %), poudre de lactosérum, protéines de lait, sels émulsifiants (E331), acide citrique (E330), arôme naturel de fromage, sel, conservateur (E200), colorants (E160a et E160c), anti-agglomérant (E322)].
BARRES CROUSTILLANTES AU CHOCOLAT KELLOGG'S SPECIAL K 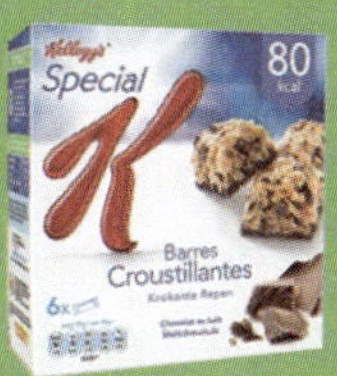	Céréales Kellogg's Special K (35 %) [riz (22 %), blé complet (11 %), sucre, orge (2.5 %), farine d'orge malté, arôme de malt d'orge, sel, vitamines (C, PP, B6, B2, B1, B9, B12, D), fer], sirop de glucose, chocolat (14 %) [sucre, pâte de cacao, émulsifiant (lécithine de soja)], humectant (sorbitol, glycérol), huile végétale, cacao maigre en poudre, chocolat (sucre, pâte de cacao), arôme, carbonate de calcium, sel, émulsifiant (lécithine de soja), antioxydant (E320).
DANONE TAILLEFINE ABRICOT ET NECTARINE 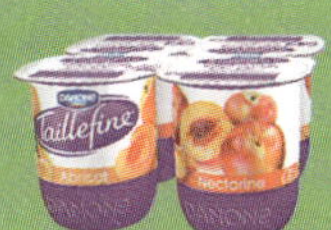	Lait écrémé, abricot (13 %), nectarine (10 %), lait écrémé concentré ou en poudre, épaississants [amidon transformé (E1422), carraghénanes (E407), pectine (E440), gomme xanthane (E415)], protéines de lait, concentré de carotte et de citrouille (dans la variété abricot), jus de citron concentré (dans la variété abricot), édulcorants [acésulfame K (E950) et sucralose (E955)], ferments lactiques, vitamine D.
COCA-COLA ZÉRO 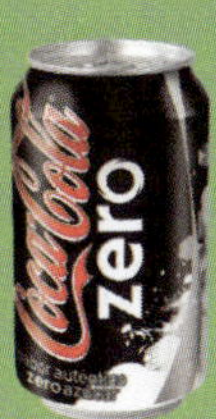	Eau gazéifiée, colorant [caramel (E150d)], acidifiants (acide phosphorique et citrate de sodium), édulcorants (aspartame et acésulfame K), extraits végétaux, arôme, caféine.

Mais que signifie « bons pour la consommation humaine » ? Tout simplement que vous pouvez consommer ces aliments jusqu'à ce qu'ils atteignent leur date limite d'utilisation (DLUO) sans engendrer une intoxication alimentaire. Mais ces aliments ne sont pas « bons » dans le sens de « profitables à votre santé », loin de là ! Les aliments transformés peuvent définitivement vous rendre malade. Peut-être pas à court terme, mais à long terme, certainement.

Plus les aliments sont transformés, plus de temps ils passent dans les rayons, plus ils contiennent d'additifs potentiellement nocifs et plus leur teneur en nutriments importants pour votre santé diminue.

PROCÉDÉ DE TRANSFORMATION + TEMPS + INGRÉDIENTS ARTIFICIELS = MOINS DE NUTRITION !

Dans le passé, nos ancêtres mangeaient des aliments extrêmement frais, une partie provenant d'animaux chassés ou pêchés et le reste de produits végétaux cueillis fraîchement. Les protéines et les graisses animales de même que les légumes et les fruits constituent les aliments les plus nutritifs qui existent, comme nous le verrons dans les prochains chapitres. Le fait de les consommer dans leur état naturel et à leur pic de fraîcheur vous assure un apport optimal en nutriments.

NATUREL + FRAIS = MEILLEURE DENSITÉ NUTRITIONNELLE

Les aliments naturels et frais consommés par nos ancêtres chasseurs-cueilleurs avaient une densité nutritionnelle très élevée, alors que les aliments que nous consommons aujourd'hui ont une densité nutritionnelle très faible.

Qu'est-ce que cela veut dire ? Simplement que chaque calorie consommée par nos ancêtres chasseurs-cueilleurs (dans le cadre d'une alimentation riche en protéines, en graisses animales, en fruits et en légumes) apportait de grandes quantités de nutriments variés alors que chaque calorie des aliments transformés constituant désormais la base de notre alimentation a très peu à nous offrir, tel que l'illustre la figure suivante :

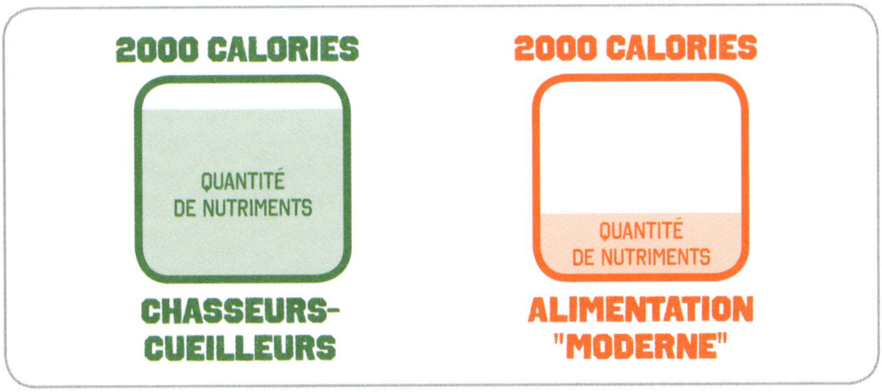

Plus nous consommons d'aliments riches en bonnes graisses (comme les oméga-3 dont nous reparlerons plus loin), vitamines, minéraux et antioxydants, plus notre corps est heureux et en bonne santé. Ces nutriments sont essentiels pour garder la ligne, un bon équilibre hormonal, pour réguler correctement notre faim et lutter contre les diverses maladies chroniques si communes de nos jours : cancer, maladies cardio-vasculaires, accident vasculaire cérébral (AVC), diabète, ostéoporose, maladies auto-immunes, etc. Nous reparlerons en détails de la densité nutritionnelle à la page 91.

UN PEU D'HISTOIRE...

La période paléolithique a commencé il y a 2,5 millions d'années et s'est terminée il y a environ 10 000 ans lorsque la période néolithique a débuté avec la révolution agricole. C'est à ce moment que les humains ont commencé à développer des civilisations. Nous avons alors remplacé notre mode de vie de chasseur-cueilleur par un style de vie plus sédentaire et avons commencé à introduire les produits céréaliers issus de l'agriculture dans notre alimentation. La paléontologie et l'anthropologie (les sciences étudiant la période paléolithique et l'histoire humaine respectivement) ont observé une grande différence entre les ossements du Paléolithique et ceux du Néolithique.

Que pensez-vous qu'il soit arrivé à nos ancêtres lorsqu'ils ont remplacé une bonne partie des protéines et des graisses animales, des légumes, des fruits et des noix par des produits céréaliers tels que le pain ? Nous (nos ancêtres) sommes devenus plus petits. Nous avons perdu plusieurs centimètres. En quelques générations, la taille des hommes est passée de 1,73 m en moyenne à 1,63 m et celle des femmes de 1,58 m à 1,50 m. Pourquoi ? Tout simplement parce que les produits céréaliers ne sont pas aussi nutritifs que les aliments consommés précédemment durant la période paléolithique.

En plus d'être moins nutritifs, les produits céréaliers contiennent des anti-nutriments. Qu'est-ce qu'un anti-nutriment ? Tel que son nom l'indique, c'est le contraire d'un nutriment. Au lieu de vous nourrir et de fournir des nutriments bénéfiques à votre santé, les anti-nutriments vous empêchent d'absorber une partie des nutriments que vous mangez.

Par exemple, la plupart des produits céréaliers sont riches en phytates (ou acide phytique), des molécules qui ont la mauvaise habitude de s'accrocher aux minéraux comme le fer, le calcium et le magnésium. Lorsque les phytates sont accrochés à ces minéraux, votre système digestif n'est pas capable d'absorber les précieux minéraux, qui se retrouvent donc... dans vos toilettes !

Les observations effectuées sur les ossements humains de nos ancêtres durant la période néolithique (caractérisée par l'apparition de l'agriculture et l'introduction des produits céréaliers dans l'alimentation) montrent donc une diminution de la taille mais également une santé moins robuste que celle de leurs arrières grands-parents du Paléolithique.

L'analyse récente de momies égyptiennes montre que leurs artères présentaient des signes d'athérosclérose (accumulation de plaques dans leurs artères), un signe de la présence de maladies cardio-vasculaires, malgré une alimentation pauvre en sucre, en graisse et en protéines animales.

Toutes ces informations montrent que l'on peut avoir quelques doutes sur les bénéfices d'une alimentation riche en produits céréaliers...

QU'EST-CE QUE LE RÉGIME PALÉO EXACTEMENT ?

L'alimentation paléo est une approche nutritionnelle qui s'inspire de la sagesse de nos ancêtres et du savoir de la science moderne pour promouvoir un état de santé optimal. Le mouvement paléo a gagné en popularité dans la dernière décennie, surtout aux États-Unis et plus récemment en Australie, au Canada et en Europe, notamment en France.

L'alimentation paléo peut sembler très restrictive a priori puisqu'elle élimine plusieurs groupes alimentaires. Ce n'est en réalité pas le cas. Le principe de base pour manger paléo est d'éviter les aliments transformés industriellement et de s'en tenir aux nombreux aliment présents dans la nature.

PALÉO = MANGER DES ALIMENTS NATURELS + ÉVITER LES ALIMENTS TRANSFORMÉS !

L'ALIMENTATION PALÉO ÉLIMINE

les produits céréaliers :
- avec gluten : le blé, l'orge, le seigle, l'avoine, le kamut...
- sans gluten : le maïs, le riz, le quinoa, le sarrasin, l'amarante...

la plupart des produits laitiers :
à l'exception du beurre clarifié (beurre fondu pour être débarrassé de ses impuretés), du beurre et parfois de la crème
- le lait, le fromage et le yaourt

les légumineuses
- les lentilles et les haricots
- le soja (lait de soja, protéines de soja, tofu, steak végétal...)
- les cacahouètes (entières, beurre d'arachide, huile d'arachide...)

les aliments industriels
- contenant des sucres sous toutes ses formes, naturelle (glucose, saccharose, lactose...) ou artificielle (aspartame, sucralose, acésulfame k, polyols...)
- contenant des additifs (exhausteurs de goût, colorants, arômes, conservateurs...)

Cela veut dire que cette façon de manger élimine le pain, les céréales du petit déjeuner, les sandwichs, le couscous, les pâtes, la pizza, les hamburgers, le riz, les biscuits apéritif, les crêpes, les gaufres, les gâteaux, les biscuits, les pâtisseries, le fromage, le yaourt, le lait, la crème glacée, les boissons gazeuses, la bière et bien d'autres aliments et boissons que vous consommez sûrement de façon régulière et quotidienne.

QUE RESTE-T-IL À MANGER ?

Ne vous inquiétez pas. Bien que le régime paléo élimine plusieurs aliments qui se retrouvent en boîte ou un emballage quelconque, il reste encore beaucoup d'aliments frais et naturels :

- Les protéines animales : la viande, les œufs, le poisson, les fruits de mer, le gibier…
- Les graisses de bonne qualité et les aliments riches en graisses : le beurre clarifié, le beurre, l'huile d'olive, l'huile d'avocat, l'avocat, le guacamole, les olives, les oléagineux et les purées d'oléagineux (noix, noisettes, amandes…), l'huile de coco, le lait de coco…
- Les légumes : carottes, courgettes, brocoli, chou-fleur, salades, tomates, oignons…
- Les sources de glucides autres que les céréales : courge, citrouille, pommes de terre, patates douces, bananes plantain…
- Les fruits : fraises, myrtilles, bananes, pommes, poires, kiwis, melon…
- Les assaisonnements : sel, poivre, fines herbes, épices, vinaigre balsamique, vinaigre de vin rouge, jus de citron, pesto…

MAIS POURQUOI ?

Pourquoi est-ce que des milliers de personnes autour de la planète adoptent de tels changements alimentaires sans raison médicale (allergie alimentaire, maladie cœliaque…) ?

Généralement, au début, la motivation vient du désir de perdre du poids, d'avoir plus de muscle et moins de graisse et/ou de mieux contrôler sa glycémie (taux de sucre). Cependant, la plupart de ceux qui se mettent au paléo, même pour une courte période d'un ou deux mois, constatent que cette nouvelle façon de manger leur apporte beaucoup plus que ce qu'ils cherchaient au départ.

Pour la majorité, quelques semaines sans manger de produits céréaliers, de produits laitiers ou de sucre suffisent pour voir et sentir la différence. Au-delà de l'amélioration de l'apparence physique, manger paléo permet de se sentir mieux que jamais. L'alimentation paléo c'est en effet bien plus qu'un régime pour perdre du poids ! Grâce à elle, vos niveaux d'énergie vont s'améliorer et devenir plus stables tout au long de la journée et vous ne subirez plus de coup de barre en fin de matinée ou dans l'après-midi. Votre sommeil sera plus profond et plus réparateur. Au niveau digestif, vous aurez moins de flatulences, des selles normales et bien formées, plus de problème de constipation ou de diarrhées. Si vous êtes une femme, vos règles deviendront plus régulières, vous serez plus fertile et vous souffrirez moins avant vos règles (syndrome prémenstruel).

COMMENT UTILISER CE LIVRE ?

Ce livre est une mine d'informations nutritionnelles, la plupart allant *à l'encontre* de tout ce que vous avez entendu sur la nutrition jusqu'à présent. Gardez un esprit ouvert. Si vous lisez ce livre, c'est probablement parce que vous cherchez des solutions à vos problèmes. Et il y a de fortes chances que vous n'ayez pas eu de succès avec les recommandations nutritionnelles conventionnelles que vous avez suivies jusqu'à présent. Qu'avez-vous à perdre à tenter votre chance avec une approche différente ?

Le régime paléo est plus qu'« un régime de plus » ! Contrairement aux dizaines de nouveaux régimes dont on entend parler dans les médias chaque année, les bénéfices du régime paléo sont prouvés sur le plan scientifique, je vais vous le montrer dans ce livre. Certains passages sont probablement un peu plus compliqués que ce que vous avez l'habitude d'entendre sur la nutrition. Ne vous inquiétez pas si vous ne comprenez pas tout du premier coup.

Les informations nutritionnelles que l'on a l'habitude d'entendre sont malheureusement dépouillées de contexte et de science. La majorité des journalistes n'ont pas la formation requise pour clairement comprendre les études scientifiques et leur seul objectif est d'en tirer un article vendeur avec un titre sensationnaliste. La plupart des livres de nutrition sur le marché vous disent ce que vous pouvez manger et ce que vous ne devez pas manger, mais ils ne vous donnent pas d'explications ou de raisons valables pour suivre leurs suggestions. Probablement parce qu'ils n'en ont tout simplement pas !

Ce livre inclut des dizaines et des dizaines de références (plus de 150 au total !) et intègre parfois des idées un peu plus complexes et scientifiques pour argumenter l'intérêt de la nutrition paléo. Vous n'êtes pas obligé de tout comprendre pour l'essayer. Avoir des arguments scientifiques vous sera utile si vous devez défendre votre nouvelle façon de manger auprès d'un ami, d'un médecin, d'un diététicien ou d'un nutritionniste.

Si vous n'êtes pas particulièrement intéressé par le côté scientifique de l'alimentation paléo, sautez les sections les plus compliquées et attardez-vous davantage sur le côté pratique : vous apprendrez tout ce qui compte vraiment pour savoir si vous êtes prêt à vous mettre au paléo (page 103).

CHAPITRE 1

LE B.A.-BA DU PALÉO

Afin de mieux comprendre les différences entre l'alimentation officielle – celle que recommandent médecins et nutritionnistes – et l'alimentation paléo, voyons ensemble quelques notions importantes de nutrition.

Il existe trois principaux types de nutriments que nous retrouvons en grandes quantités dans les aliments que nous consommons. Ces nutriments sont appelés macronutriments, le préfixe « macro » faisant référence au fait que nous les consommons en grandes quantités. Seuls les macronutriments nous fournissent de l'énergie sous forme de calories. Vous pouvez comparer les macronutriments à l'essence qui fait fonctionner le moteur de votre voiture.

Nous avons également besoin de micronutriments. Nous utilisons le préfixe « micro » pour indiquer que nous en avons besoin en plus petites quantités. Les micronutriments ne fournissent pas d'énergie ni de calories. Ils seraient plutôt comme l'huile de moteur qui aide votre voiture à fonctionner de manière optimale.

LES CATÉGORIES DE NUTRIMENTS	
LES MACRONUTRIMENTS	• Glucides • Lipides (graisses) • Protéines
LES MICRONUTRIMENTS	• Vitamines • Minéraux • Antioxydants

LES MACRONUTRIMENTS

Ils ont la particularité de pouvoir fournir de l'énergie sous forme de calories à votre corps. Les glucides et les protéines fournissent 4 calories par gramme alors que les lipides en fournissent 9 par gramme.

L'énergie que notre corps tire des glucides, lipides et protéines sert à faire fonctionner notre métabolisme de base : fonctionnement du cerveau, du cœur, des poumons, du foie et des reins, et fournit l'énergie nécessaire aux activités quotidiennes (travail musculaire et activité physique).

LES PROTÉINES

Elles sont constituées d'acides aminés, un peu comme une maison (la protéine) est constituée de briques (les acides aminés). Il y a au total 20 acides aminés différents requis par les humains. 8 d'entre eux sont considérés comme essentiels : nous devons absolument les obtenir de l'alimentation. Les 12 autres ne sont pas essentiels puisque notre corps peut les synthétiser au besoin (si on ne souffre pas de déficiences nutritionnelles bien sûr).

1 ACIDE AMINÉ = ⬢ **1 PROTÉINE =** ⬢⬢⬢⬢⬢⬢⬢⬢⬢⬢⬢⬢

PROTÉINES	ALIMENTS	PROFIL
VÉGÉTALES	• Légumineuses : haricots, pois chiches et lentilles (incluant houmous, fallafels...) • Soja (lait de soja, tofu, steaks végétaux...)	Les protéines végétales sont incomplètes : elles ne contiennent pas tous les acides aminés essentiels pour la santé. Une déficience en certains acides aminés peut interférer avec l'augmentation de la masse musculaire et mener à des déséquilibres dans la production des messagers du cerveau (neurotransmetteurs comme la sérotonine, la dopamine...) affectant votre humeur et votre santé mentale.
ANIMALES	• Œufs • Viande et volaille • Poisson • Fruits de mer	Toutes les protéines d'origine animale sont complètes et procurent tous les acides aminés essentiels dans les bonnes proportions. Elles constituent les protéines de meilleure qualité.

LES GLUCIDES

Dans l'alimentation occidentale moderne, les glucides correspondent à plus de la moitié des calories, principalement sous forme de produits céréaliers (tout ce qui est fait de farine), de légumes riches en amidon (principalement la pomme de terre, qu'elle soit en purée, frite ou cuite au four), de fruits et de sucre. Le tableau suivant donne plus de détails sur les différents types de glucides.

GLUCIDES	ALIMENTS	RÔLE
SUCRES	• Naturels : fruits, miel, sirop d'érable… • Ajoutés : sucre blanc, cassonade, glucose, fructose, sirop de glucose fructose, dextrose…	Une fois digérés, tout le sucre et l'amidon sont transformés en sucres simples (principalement en glucose). Ce glucose entre dans la circulation sanguine et peut affecter la glycémie (taux de sucre dans le sang). Si notre corps n'a pas besoin de tout ce glucose comme source d'énergie immédiate, le surplus est entreposé soit sous forme de glycogène dans le foie et les muscles, soit sous forme de graisse dans les poignées d'amour, le ventre ou les cuisses.
AMIDON	• Produits céréaliers (pain, pâtes, biscuits apéritif, biscuits, couscous et tout ce qui est fait de farine…) • Pomme de terre, banane plantain, patate douce…	
FIBRES	• Légumes et fruits • Noix et graines • Légumineuses • Produits céréaliers, surtout ceux qui sont complets (grains entiers)	Les fibres sont le seul glucide que l'être humain n'est pas capable de digérer. Elles voyagent tout au long des intestins pratiquement intactes et peuvent donner du volume aux selles.

LES LIPIDES (GRAISSES)

Dans les dernières décennies, les Occidentaux, sous l'effet des recommandations nutritionnelles officielles et par peur pour la santé de leur cœur, ont réduit de manière marquée leur consommation de graisses qu'ils ont principalement remplacées par des glucides. Le tableau de la page suivante vous donne un aperçu des différents types de lipides qui peuvent se retrouver dans les aliments.

TYPES DE GRAISSES		ALIMENTS	EFFETS DANS L'ORGANISME
GRAISSES SATURÉES		• Origine animale : produits laitiers, viande et graisses animales • Origine végétale : noix de coco et huile de palme	Les graisses saturées ont été blâmées et accusées de contribuer aux maladies cardio-vasculaires, mais plusieurs études récentes ont démontré leur innocence (lire page 83). Contrairement à ce que vous avez l'habitude d'entendre, les graisses saturées sont en fait une bonne source d'énergie stable et de nutriments (vitamine A, vitamine K2, fer sous une forme biodisponible*, acide linoléique conjugué, acide butyrique...) difficiles à obtenir ailleurs dans l'alimentation. Elles peuvent également aider à augmenter votre « bon » cholestérol HDL et ainsi à améliorer votre ratio triglycérides/HDL, un marqueur important du risque de maladie cardiaque.
GRAISSES MONO-INSATURÉES		• Huile d'olive, olives, avocat, guacamole • Noisettes, amande, noix, noix de macadamia... entières ou en purée	Les graisses mono-insaturées correspondent aux graisses recommandées dans le régime méditerranéen. Elles sont universellement reconnues comme étant bénéfiques pour la santé générale et cardiaque. Plusieurs des aliments riches en graisses mono-insaturées constituent également une bonne source de vitamine E et d'antioxydants qui peuvent vous aider à rester en bonne santé.
GRAISSES POLYINSATURÉES	OMÉGA-6	• Huiles végétales (de tournesol, d'arachide, de maïs, de soja...) • Noix, noisettes, amandes... et leurs purées	Les acides gras essentiels oméga-6 sont essentiels pour la santé. Cependant, si on en consomme beaucoup au détriment des oméga-3 (voir page ci-contre), ils peuvent contribuer à favoriser l'inflammation dans l'organisme. L'inflammation est reconnue comme un des facteurs de risque majeur de développement du cancer, du diabète, de l'arthrose ou des maladies cardio-vasculaires. Malheureusement, l'alimentation occidentale apporte trop d'oméga-6 provenant d'huiles végétales (utilisées à la maison et dans les aliments transformés). Nous reparlerons en détail du ratio oméga-6/oméga-3 page 100.

**Biodisponible = facile à absorber et à utiliser par le corps humain.*

TYPES DE GRAISSES		ALIMENTS	EFFETS DANS L'ORGANISME
GRAISSES POLYINSATURÉES	OMÉGA-3	• Origine marine (oméga-3 de type EPA et DHA) : poisson et fruits de mer… • Origine végétale (oméga-3 de type ALA) : huile de colza, de lin, de noix…, graines de lin, noix de Grenoble, graines de chia…	Les acides gras essentiels oméga-3 sont reconnus pour leurs propriétés anti-inflammatoires. Malheureusement, une consommation insuffisante d'oméga-3 associée à un excès d'oméga-6 peut contribuer à un déséquilibre et promouvoir l'inflammation (lire page ci-contre). Les oméga-3 d'origine marine (EPA et DHA) sont beaucoup plus efficaces que ceux d'origine végétale (ALA). Il n'est pas possible de combler ses besoins en oméga-3 seulement en prenant de l'huile de lin et des noix de Grenoble ; vous avez besoin d'EPA et de DHA provenant directement de poissons et fruits de mer !
GRAISSES *TRANS*		Biscuits, biscuits apéritif, pâtes à tarte toutes prêtes… (dans les listes d'ingrédients, les graisses *trans* apparaissent sous le terme « graisses partiellement hydrogénées »)	Les graisses *trans* sont les pires de toutes et sont associées à un risque accru de maladies cardio-vasculaires, de diabète de type 2 et de plusieurs autres maladies chroniques des civilisations modernes. Bien heureusement, les industriels ont progressivement trouvé des alternatives à ces ingrédients et on ne trouve aujourd'hui quasiment plus de produits alimentaires industriels contenant des graisses *trans*… en tout cas en France !

LES RECOMMANDATIONS NUTRITIONNELLES ACTUELLES

L'alimentation aujourd'hui recommandée par les nutritionnistes, les médecins et diverses associations et fédérations pour les maladies du cœur ou le diabète est une alimentation pauvre en graisses et riche en glucides. Depuis des années, ce message est répété en boucle : il faut consommer moins de graisses, en utilisant de la margarine allégée au lieu du beurre, en évitant les viandes grasses, en achetant des produits laitiers écrémés, en changeant les méthodes de cuisson (cuire au four plutôt que frire par exemple) et en choisissant des aliments pauvres en graisses. Le résultat de ces recommandations : une augmentation de la portion des glucides de l'alimentation, surtout ceux provenant de produits céréaliers !

Le Programme National Nutrition Santé (PNNS) lancé en France en 2001 est très proche de ceux mis en place dans d'autres pays comme le Canada, les États-Unis, l'Australie ou l'Angleterre. Il encourage une alimentation basée sur les produits céréaliers : pain, pâtes, riz, céréales du petit déjeuner, semoule... qui devraient être présents à chaque repas et constituer l'essentiel de l'assiette. Pour le déjeuner et le dîner, ces féculents sont accompagnés de légumes, de viande (si possible peu grasse comme la volaille), de poisson, d'œufs ou de légumineuses. Il est suggéré de compléter chaque repas par un produit laitier (bol de lait, yaourt, fromage...). Les graisses et le sel sont considérés comment étant les pires ennemis, alors que le sucre avec modération apparaît comme pouvant faire partie d'une alimentation équilibrée.

Produits céréaliers « complets », aliments pauvres en graisses, variété et modération sont les mots clefs qui reviennent souvent quand on parle de nutrition « conventionnelle ».

Bien que la plupart des gens essaient de suivre ces recommandations et que les statistiques démontrent qu'ils consomment en effet beaucoup moins de graisses qu'ils ne le faisaient il y a 20 ans, le nombre de maladies des civilisations modernes continue de grimper en flèche. Ces maladies chroniques qui font souffrir des centaines de milliers de personnes pendant plusieurs années et coûtent une fortune aux systèmes de santé (déjà déficitaires) incluent les maladies cardio-vasculaires (infarctus et AVC), le diabète de type 2 (incluant le pré-diabète), l'obésité, les cancers, les problèmes hormonaux (notamment le syndrome des ovaires polykystiques ou SOPK constituant la première cause d'infertilité chez la femme) ainsi que plusieurs maladies auto-immunes (sclérose en plaque, plusieurs formes d'hypothyroïdie et d'arthrose) et l'ostéoporose.

Doit-on continuer pendant 10 ans encore à suivre des conseils alimentaires qui recommandent de manger moins de graisses et plus de produits céréaliers alors qu'aucun résultat positif n'a été observé jusqu'à présent en termes de santé publique ?

Plusieurs médecins et nutritionnistes attribuent le manque d'efficacité des recommandations nutritionnelles au fait que leurs patients ne se conforment pas à leurs conseils. Mais est-ce réellement le cas ?

Si vous êtes en surpoids ou si vous souffrez d'un problème de santé lié à l'alimentation, je suis convaincue que vous avez déjà essayé de suivre les recommandations officielles ou d'autres règles nutritionnelles similaires. Est-ce vraiment votre faute si vous avez échoué ? Il est temps que les nutritionnistes et les médecins réalisent que le problème n'est pas de votre côté, mais du leur. Ce n'est pas de votre faute, c'est l'approche conventionnelle qui n'est pas efficace.

Dans la plupart des cas, consommer davantage de produits céréaliers complets et moins de graisses aggrave les problèmes : augmentation de la faim et des fringales, perturbation des équilibres hormonaux, notamment du taux d'insuline sanguin, prise de poids...

En fait, vous avez deux options quand vous essayez de suivre les recommandations nutritionnelles conventionnelles :

1. Endurer la faim pour contrôler votre poids.
2. Succomber aux signaux de faim que vous envoie votre corps, donc manger davantage, et donc prendre du poids en mangeant plus de produits céréaliers complets et moins de graisses.

Si vous avez déjà essayé de suivre les recommandations nutritionnelles officielles sans succès, peut-être est-il temps pour vous d'envisager une nouvelle approche. Après tout, qu'avez-vous à perdre ?

Vous allez trouver dans les pages suivantes des explications sur ce qu'est l'alimentation paléo et les preuves scientifiques de son intérêt pour la santé. Nous aborderons également le côté pratique de ce régime avec plusieurs idées de repas et de collations ainsi que des recettes. Nous lancerons également un **Défi 30 jours** pour tester les effets de cette nouvelle façon de manger sur vous-même.

LES PRINCIPES DE BASE DE LA NUTRITION PALÉO

À première vue, le régime paléo consiste simplement à imiter l'alimentation de nos ancêtres durant la période paléolithique. Mais ce n'est pas le seul principe sur lequel on se base pour déterminer quels aliments manger.

Le but principal de ce régime est d'utiliser l'alimentation des nos ancêtres comme modèle pour trouver les aliments qui sont à la fois les plus riches en nutriments (avec une meilleure densité nutritionnelle, lire page 93) et les plus pauvres en substances nocives (anti-nutriments ou autres composés menant à de l'inflammation ou à un déséquilibre hormonal).

Vous trouverez dans le tableau ci-dessous les six grands critères pour définir si un aliment est paléo ou non.

UN ALIMENT EST PALÉO S'IL EST...	
1. NATUREL ET NON TRANSFORMÉ	Il doit contenir peu d'ingrédients, pourrait être préparé facilement dans votre cuisine et ne se trouve pas dans une boîte
2. RICHE EN NUTRIMENTS IMPORTANTS POUR LA SANTÉ	Il fournit des acides gras essentiels (surtout des oméga-3), des vitamines, des minéraux et des antioxydants
3. FACILE À DIGÉRER	Il n'occasionne pas de ballonnements, d'inconfort abdominal, de flatulences excessives ou de selles anormales...
4. ANTI-INFLAMMATOIRE	Il est pauvre en sucre et en acides gras oméga-6
5. PAUVRE EN ANTI-NUTRIMENTS ET SUBSTANCES IRRITANTES	Il est pauvre en phytates, en lectines (une substance qui affecte la paroi intestinale) et en additifs (sucres artificiels, conservateurs, glutamate, arômes, colorants, etc.)
6. VOUS FAIT VOUS SENTIR BIEN	Pas juste à court terme, mais également à long terme !

IL N'Y A PAS UN SEUL RÉGIME PALÉO

Tous les aliments consommés par nos ancêtres chasseurs-cueilleurs remplissent les cinq premiers critères. Le sixième critère est très individuel ; c'est pour cette raison qu'il n'y a pas « un seul » régime paléo. Bien qu'il existe de nombreuses listes d'aliments sur Internet dédiées à faire la distinction entre les aliments qui sont ou ne sont pas paléo, il est important de se rappeler que chaque personne est différente. À cause du critère n°6, un aliment qui est paléo pour moi n'est pas nécessairement paléo pour vous. L'une des raisons pour laquelle les recommandations nutritionnelles officielles ne nous ont pas aidés à arrêter la flambée de l'obésité, du diabète et d'autres problèmes liés à l'alimentation, c'est que l'approche « *one-size-fits-all* » (une même taille pour tout le monde) ne fonctionne pas. Pas plus pour les vêtements que pour l'alimentation. L'adaptation de son alimentation à ses caractéristiques physiologiques ou ses objectifs propres est vraiment cruciale. Nous sommes tous différents et le régime paléo permet d'adapter sa façon de manger en conséquence pour arriver aux résultats désirés, que ce soit pour perdre du poids, mieux contrôler sa glycémie (diabète), améliorer sa santé digestive (syndrome de l'intestin irritable et autres problèmes digestifs), mieux gérer une maladie auto-immune (plusieurs formes d'arthrite ou d'hypothyroïdie), gagner du muscle ou augmenter ses performances physiques (pour les athlètes par exemple).

Dans le prochain chapitre, nous nous attarderons sur les différents groupes alimentaires pour mieux comprendre les raisons pour lesquelles vous devriez éliminer certains aliments et en favoriser d'autres.

CHAPITRE 2

LES ALIMENTS À ÉVITER

Les aliments que vous mettez dans votre bouche ont toujours un effet sur votre santé. Cet effet peut être positif ou négatif, mais il n'est jamais neutre. Voyons ceux qui sont potentiellement néfastes.

Bien que les aliments faisant partie du groupe des céréales, des produits laitiers, des protéines végétales ou contenant du sucre ont potentiellement tous des effets négatifs, il est important de souligner que ces aliments n'affectent pas tout le monde au même degré. Par exemple, les personnes qui ont des problèmes digestifs, tels que le syndrome de l'intestin irritable, ont plus de risque de réagir négativement au lactose des produits laitiers, au gluten des produits céréaliers et aux glucides se trouvant dans les légumineuses. Celles qui ont un problème de poids, un syndrome métabolique (surpoids + hypertension + hyperglycémie + hypercholestérolémie + hyperinsulinémie) ou un diabète, verront leur problème s'aggraver si elles continuent à consommer des glucides (sucre et amidon) des produits céréaliers et des aliments transformés faits à partir de farine ou de sucre.

Tout le monde est différent, mais le régime paléo peut vous aider à mieux comprendre comment différents aliments affectent votre poids, votre santé et votre bien-être. Le régime paléo emprunte les principes d'un régime d'élimination, le meilleur protocole nutritionnel qui existe pour adapter votre alimentation aux besoins et particularités – uniques – de votre corps.

Ça ne veut pas dire que tous les aliments de la section « à éviter » causent de gros problèmes à tout le monde. En effet, certaines personnes peuvent être capables de bien tolérer certains de ces aliments en raison de leur constitution génétique et/ou de leur état de santé.

UNE CHOSE EST SÛRE :
BIEN QUE CERTAINES PERSONNES TOLÈRENT CES ALIMENTS, PERSONNE N'EN BÉNÉFICIE.

Nous allons maintenant passer en revue les grandes catégories d'aliments à éviter quand on se met au paléo : les produits céréaliers, les produits laitiers, les protéines végétales (légumineuses), les huiles végétales (tournesol, colza...) et le sucre.

LES PRODUITS CÉRÉALIERS

Les produits céréaliers constituent la base de l'alimentation telle qu'elle est recommandée par les autorités sanitaires. En France, on recommande d'en manger à chaque repas. Entre le petit déjeuner, le repas de midi, le goûter et le dîner, ça fait beaucoup de pain, de pâte, de riz, de céréales du petit déjeuner et d'aliments à base de farines ! La principale céréale consommée dans les pays développés est le blé, mais le maïs, l'orge, l'avoine et le seigle sont aussi communément utilisés.

Si vous pensez que vous ne consommez pas tant de produits céréaliers que ça, sachez que la plupart de gens consomment au moins 2 à 3 portions de céréales à *chaque* repas mais également souvent au moins une portion à l'heure du goûter et au moins une au dessert !

OÙ SE CACHENT LES CÉRÉALES ?

REPAS	ALIMENTS
PETIT DÉJEUNER	Pain, céréales, muesli, brioches, muffins, croissants, crêpes, pancakes...
DÉJEUNER	Sandwich, pizzas, hamburgers, wraps, poisson ou poulet pané, croûtons des salades, sushis, vermicelles des soupes, épaississants divers (maïzena), pain...
SOUPER	Spaghetti, lasagnes, semoule, riz, nouilles, aliments panés, sauce béchamel...
COLLATION	Barres de céréales, biscuits et brioches diverses, yaourts aux céréales...
DESSERT	Gâteaux, flans, tartes et autres pâtisseries...

Nous n'allons pas nous attarder sur la façon dont les autorités sanitaires procèdent pour établir leurs recommandations ni sur la façon dont le lobbying des industriels produisant des aliments transformés à partir de céréales peut être impliqué. Attardons-nous plutôt sur les raisons pour lesquelles les produits céréaliers ne sont pas idéaux pour la consommation humaine.

Voici au moins 7 raisons d'éviter les produits céréaliers dans votre alimentation. Notez que ces raisons sont valables autant pour les produits céréaliers raffinés que pour les produits céréaliers complets.

SEPT RAISONS D'ÉVITER LES PRODUITS CÉRÉALIERS

→ 1. Le gluten qu'ils contiennent peut endommager vos intestins

Qu'est-ce que le gluten ? Bien que ce terme ressemble au mot glucides, les deux n'ont rien à voir l'un avec l'autre. Les glucides correspondent au sucre et à l'amidon qui sont généralement présents dans les produits céréaliers, alors que le gluten est un type de protéine qui se retrouve dans certaines céréales.

CÉRÉALES AVEC GLUTEN	CÉRÉALES SANS GLUTEN	
	CÉRÉALES	PSEUDO-CÉRÉALES
Blé Orge Seigle Kamut Avoine*	Avoine* Riz Maïs Sorgho Millet	Quinoa Amarante Sarrasin Chia

**L'avoine trouvée dans le commerce est généralement contaminée par du gluten lors de la récolte ou en usine, à moins qu'elle soit spécifiquement étiquetée comme étant sans gluten*

Les aliments sans gluten sont de plus en plus populaires à cause des récentes campagnes de sensibilisation par rapport à la maladie cœliaque. Cette pathologie affecte environ 1 % de la population et est en fait une maladie auto-immune. En quelques mots, une maladie auto-immune signifie que votre système immunitaire attaque votre propre corps. Dans le cas de l'arthrite rhumatoïde par exemple, ce sont les articulations qui sont attaquées, alors que dans le cas de la sclérose en plaques, c'est la myéline qui recouvre les nerfs qui est détruite par le système immunitaire.

Dans la maladie cœliaque, ce sont les intestins qui sont ravagés. Elle cause des problèmes intestinaux graves et entraîne une faiblesse, de la fatigue, des problèmes de poids, des carences, des problèmes de fertilité, de l'ostéoporose et un risque accru de développer le cancer. Le seul traitement est une alimentation sans gluten. En éliminant complètement les aliments à base de blé et l'ensemble des aliments contenant du gluten, on permet au système immunitaire de se calmer et d'arrêter d'attaquer les intestins.

Il est possible que le gluten soit impliqué dans les autres maladies auto-immunes. De récentes recherches menées par le Dr Alessio Fasano (université du Maryland, États-Unis) semblent montrer que le gluten est à l'origine de plusieurs problèmes de santé d'origine auto-immune, notamment le diabète de type 1 et la sclérose en plaques, même si ces maladies ne sont pas toujours accompagnées de symptômes digestifs. Les maladies auto-immunes qui pourraient être reliées, au moins en partie, à la consommation de gluten incluent l'hypothyroïdie de type Hashimoto (la cause la plus fréquente d'hypothyroïdie), la spondylarthrite ankylosante, l'arthrite rhumatoïde, la maladie de Crohn, la colite ulcéreuse, le lupus, la narcolepsie, la maladie de la jambe sans repos et le vitiligo.

SYMPTÔMES POUVANT S'ASSOCIER À L'INTOLÉRANCE AU GLUTEN

- Problèmes gastro-intestinaux : syndrome de l'intestin irritable, maladies inflammatoires de l'intestin, reflux gastriques et brûlures d'estomac, symptômes digestifs tels que ballonnements, constipation ou diarrhée.
- Problèmes de peau : eczéma, urticaire, acné…
- Problèmes d'humeur ou troubles psychiques : dépression, déficits et troubles de l'attention, autisme, anxiété, schizophrénie, problèmes de concentration…
- Autres problèmes : maux de tête, migraines, insomnie, hypoglycémie, infertilité, fatigue, manque d'énergie, anémie, asthme, surpoids ou difficulté à prendre du poids, douleurs aux muscles ou aux articulations, ostéoporose, déficiences nutritionnelles…

Jusqu'à récemment, les médecins et nutritionnistes croyaient que leurs patients suivant une alimentation exempte de gluten sans être diagnostiqués pour une maladie cœliaque étaient hypochondriaques. Heureusement, l'équipe d'Alassio Fasano a également découvert que l'intolérance au gluten n'est pas limitée à la maladie cœliaque ; elle existe indépendamment de la maladie cœliaque. Par la suite, ces résultats ont été validés par des chercheurs d'autres laboratoires.

Vous vous dites sûrement que les humains ont consommé du blé et du pain pendant des milliers d'années sans souffrir de tous ces problèmes de santé. Alors comment expliquer cette soudaine flambée des maladies liées au gluten ? Une des explications est que l'on consomme certainement beaucoup plus de produits céréaliers qu'on ne le faisait à l'époque. Non seulement on retrouve du blé dans les aliments où leur présence est évidente (céréales du petit déjeuner, pain, pâtisseries...) mais on le retrouve maintenant aussi dans une panoplie d'aliments transformés où on ne le soupçonnerait même pas. Lisez les listes d'ingrédients des produits des supermarchés et vous serez surpris : on retrouve le blé dans la sauce soja, les assaisonnements, dans les chips et les frites, dans les sauces et même dans la bière !

Une autre raison pour laquelle le gluten est plus problématique aujourd'hui qu'avant, c'est qu'il n'est pas le même que celui que nous consommions dans le passé. Dans les années 1950, le blé a été modifié. Pas génétiquement comme les OGM, mais plutôt par croisements et sélections successives d'espèces de blé présentant des caractéristiques intéressantes pour les agriculteurs et les industriels. Les scientifiques ont atteint leur but qui était d'augmenter la productivité et la rentabilité du blé. Mais les effets sur la santé humaine de cette nouvelle forme de blé qui se retrouve maintenant dans nos assiettes n'ont *jamais* été testés. Le Dr William Davis, auteur du livre *Pourquoi le blé nuit à votre santé*, affirme que ces modifications ont augmenté la teneur en gluten de notre blé. Je vous suggère fortement de lire son livre (qui a été publié en français aux éditions L'Homme en 2012) pour en apprendre davantage.

La croissance du marché des aliments transformés a pour conséquence de nous exposer à une plus grande quantité de gluten que jamais.

Est-ce que les céréales sans gluten sont plus adaptées ? Les produits céréaliers sans gluten ne contiennent pas le gluten problématique pour les gens souffrant de maladie cœliaque ou sensibles au gluten, mais la plupart des raisons décrites ci-dessous s'appliquent autant aux produits céréaliers avec gluten qu'à ceux sans gluten.

MANGER DES CÉRÉALES SANS GLUTEN, C'EST COMME FUMER DES CIGARETTES AVEC FILTRE : C'EST UN PEU MOINS PIRE QUE LES CÉRÉALES AVEC GLUTEN, MAIS ÇA RESTE MAUVAIS POUR LA SANTÉ !

→ 2. Les anti-nutriments des céréales perturbent l'absorption de micronutriments

Des anti-nutriments ? Qu'est-ce que ça mange en hiver ? Comme le terme l'indique, des anti-nutriments sont l'opposé des nutriments. Alors que les nutriments vous nourrissent, les anti-nutriments vous empêchent d'accéder aux nutriments que vous mangez. Les produits céréaliers constituent l'un des groupes alimentaires avec la plus haute teneur en anti-nutriments, principalement ceux appelés *phytate* ou acide phytique. Les ruminants, comme la vache, produisent une enzyme (phytase) pour digérer cet anti-nutriment. Nous ne possédons malheureusement pas cette enzyme.

Les phytates peuvent s'agripper aux minéraux tels que le fer, le calcium, le magnésium et le zinc. Lorsque ces minéraux sont attachés aux phytates, votre corps ne peut pas les absorber et ces nutriments aboutissent dans vos toilettes (dans vos selles).

Les déficiences en minéraux sont de plus en plus communes et peuvent être responsables non seulement de l'anémie due à la déficience en fer, mais aussi des crampes musculaires, de l'ostéoporose, des problèmes immunitaires, du syndrome prémenstruel (SPM) ainsi que de la fatigue, des problèmes de peau et de fertilité.

Il existe une autre catégorie d'anti-nutriments appelés lectines dont fait partie l'agglutinine qui est présente dans le blé, plus précisément dans le germe de blé. L'aggglutinine est aussi problématique pour votre santé que les phytates mais pour d'autres raisons. Heureusement, la chaleur de la cuisson peut la désactiver (du moins en partie).

En supprimant les produits céréaliers de votre assiette, vous pourrez faire une différence sur la quantité de minéraux que vous pourrez absorber à partir des aliments, ce qui contribuera à résoudre certains problèmes de santé qui pourraient être causés par ce genre de déficience nutritionnelle.

→ 3. La faible densité nutritionnelle des céréales peut mener à des déficiences

En plus de contenir des anti-nutriments qui vous empêchent d'absorber certains des nutriments, les produits céréaliers contiennent très peu de nutriments au départ. Et surtout, ils ne contiennent aucun nutriment que vous ne pouvez pas trouver dans d'autres aliments.

La figure suivante est tirée d'un article paru dans la publication scientifique *American Journal of Clinical Nutrition*. Elle montre que les légumes, la viande, les fruits de mer et les fruits ont une plus grande densité nutritionnelle que les produits céréaliers, même complets. Vous trouverez à la page 92 un comparatif de la densité nutritionnelle d'un régime pauvre en graisses et riche en produits céréaliers à celle d'un régime paléo. Celui-ci vous montrera que manger paléo peut définitivement vous permettre d'obtenir tous les nutriments dont vous avez besoin même sans produits céréaliers.

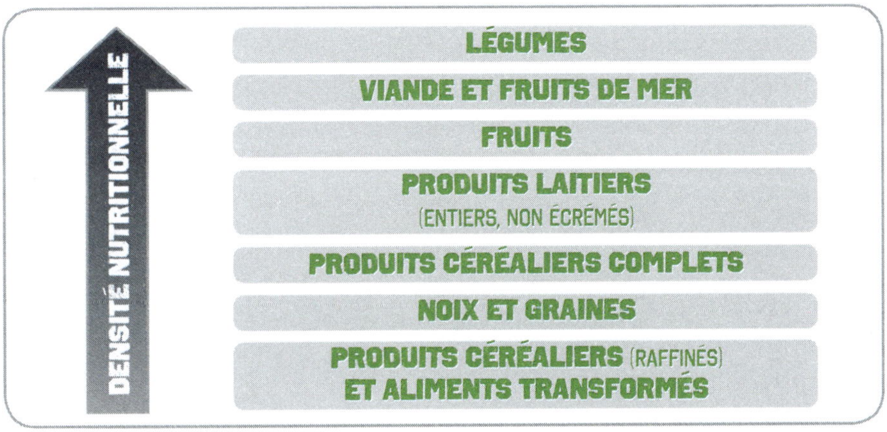
DENSITÉ NUTRITIONNELLE
LÉGUMES
VIANDE ET FRUITS DE MER
FRUITS
PRODUITS LAITIERS (ENTIERS, NON ÉCRÉMÉS)
PRODUITS CÉRÉALIERS COMPLETS
NOIX ET GRAINES
PRODUITS CÉRÉALIERS (RAFFINÉS) ET ALIMENTS TRANSFORMÉS

Source : Cordain L, et al. Origins and evolution of the Western diet: health implications for the 21st century. Am J Clin Nutr. 2005;81:341-54.

Rappel : plus la densité nutritionnelle est élevée, plus un aliment contient de nutriments par calorie. Plus la densité nutritionnelle est faible, moins un aliment fournit de nutriment par calorie (on parle alors de calories vides).

→ 4. Les produits céréaliers ont une teneur élevée en glucides

Les recommandations nutritionnelles officielles suggèrent de consommer environ la moitié des calories sous formes de glucides (provenant principalement des produits céréaliers). Même si de nombreuses personnes pensent encore que les glucides trouvés dans les produits céréaliers sont meilleurs pour la santé en étant de type « complexe » (en comparaison aux glucides « simples » tels que le sucre), le concept de l'index glycémique (lire ci-dessous) a montré que la longueur de la molécule des glucides (complexe *versus* simple) n'a absolument rien à voir avec la façon dont ils affectent votre santé. Le concept des glucides complexes et simples est complètement dépassé. Méfiez-vous si votre nutritionniste ou médecin utilise ces termes, c'est le signe que ses connaissances en nutrition ne sont pas à jour !

L'index glycémique est un outil utilisé pour classer les aliments selon leur capacité à augmenter votre taux de sucre dans le sang. Il montre clairement que la plupart des produits céréaliers sont comparables ou même pires que le sucre de table pour la santé. Pour en avoir la confirmation, il suffit de consulter n'importe quel tableau d'index glycémique des aliments.

L'index glycémique varie entre 0 et 100. Plus un aliment a un index glycémique élevé, plus il augmente le taux de sucre dans le sang (glycémie). Le sucre de table a un index glycémique de 60. Le pain blanc et le pain complet ont des index glycémiques de 90. Et l'index glycémique des bretzels et du riz surpasse 80, tout comme bien des céréales du petit déjeuner (même celles qui ne contiennent pas de sucre ajouté telles que les corn flakes ou le riz soufflé).

Que deviennent les glucides dans votre corps ? Tous les glucides, qu'ils proviennent du sucre blanc ou de la farine complète, subissent le même sort. Dans votre système digestif, les sucres et l'amidon sont coupés en petits morceaux pour qu'ils soient plus faciles à absorber. La plupart de ces petits morceaux sont appelés « glucose ».

Le glucose est absorbé à travers vos intestins et entre ensuite dans la circulation sanguine. Plus vous mangez de glucides (sucres et produits céréaliers), plus la quantité de glucose qui rejoint la circulation augmente et plus votre glycémie (taux de sucre) va fluctuer.

L'INDEX GLYCÉMIQUE DE DIFFÉRENTS ALIMENTS

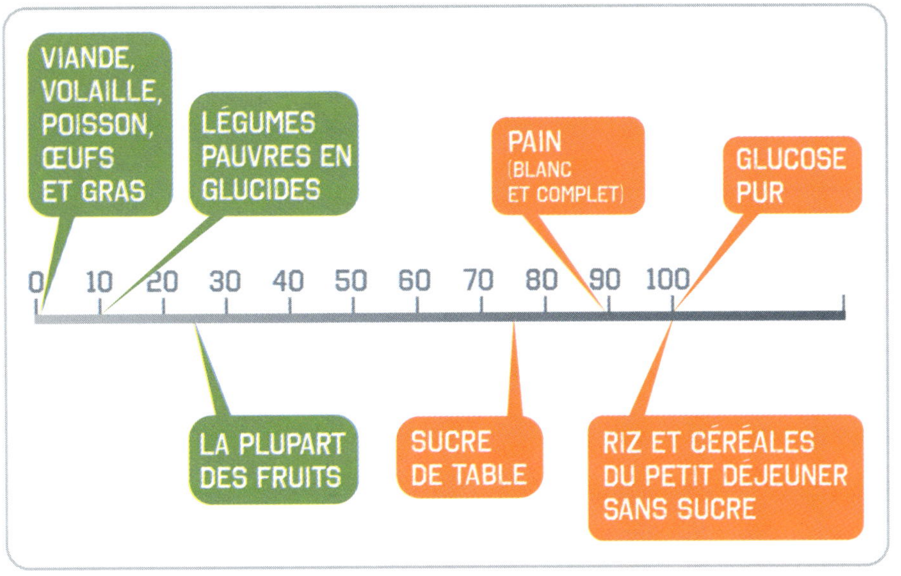

Plus l'index glycémique d'un aliment est élevé, plus il affecte votre taux de sucre sanguin. Les aliments avec un index glycémique élevé (70 et plus) sont associés à un risque accru d'obésité, de diabète de type 2 et de maladies cardio-vasculaires. Les aliments à index glycémique inférieur à 50 sont préférables.

Lorsque votre taux de sucre sanguin augmente après avoir consommé des glucides, votre pancréas sécrète une hormone appelée insuline. Le rôle de l'insuline est de débarrasser le sang de ce surplus de glucose. Pour cela, elle va commencer par voir si les cellules de votre corps ont besoin de glucose à brûler comme source d'énergie immédiatement. Si vous n'êtes pas trop actif, il est fort probable que vos cellules n'aient pas besoin de beaucoup de glucose. Alors votre insuline devra trouver d'autres alternatives pour se débarrasser du glucose en excès dans votre circulation sanguine.

Tout d'abord, l'insuline va essayer de placer ce glucose sous forme de glycogène dans vos muscles et votre foie. Le glycogène est une des réserves énergétiques de l'organisme : il sera utilisé lorsque vous ne mangez pas pendant plusieurs heures ou lorsque vous pratiquez une activité physique. Il y a toutefois une limite à la quantité de glucides que vous pouvez entreposer dans le muscle et le foie.

Si vous ne faites pas souvent de l'exercice ou mangez au moins quatre à cinq fois par jour, vos réserves seront probablement déjà pleines et votre insuline devra recourir à sa dernière option : convertir le glucose en graisse et l'entreposer dans vos poignées d'amour, sur votre ventre, vos bras, vos cuisses et vos fesses.

Si vous pensez que manger gras fait grossir, sachez que c'est faux. La réalité est que manger trop de glucides est un bien plus gros problème si vous essayez de perdre du poids ou maintenir votre poids actuel. En stimulant la production d'insuline, les glucides encouragent votre corps à entreposer du gras. Dire que manger du gras vous rend gras est tout aussi logique que dire que manger des tomates vous rend rouge !

TROP DE GLUCIDES = TROP D'INSULINE = PROBLÈME !

En plus de favoriser la prise de poids, les niveaux élevés d'insuline dans votre corps – ceux qui résultent de la consommation de glucides (produits céréaliers et sucres) – peuvent être associés au pré-diabète, au diabète de type 2, à l'acné, au syndrome métabolique, aux maladies du cœur, à certains cancers et au syndrome des ovaires polykystiques (SOPK). Plusieurs études scientifiques le suggèrent clairement. Il est donc intéressant de réduire les niveaux d'insuline en circulation dans votre sang, non seulement pour votre ligne mais également pour être en meilleure santé, pendant plus longtemps.

Nous verrons à la page 49 comment obtenir suffisamment de glucides sans les produits céréaliers.

→ 5. Les produits céréaliers dérégulent l'appétit

Les glucides sont les nutriments qui offrent le moins de satisfaction. Non seulement parce que leur index glycémique est souvent élevé mais aussi parce qu'ils n'ont pas beaucoup de pouvoir rassasiant, en tout cas peu d'effet sur la libération des hormones de la satiété.

Les protéines et les graisses sont bien plus efficaces pour vous rassasier durablement : pendant au moins 4 à 5 heures contre seulement 2 à 3 heures pour les glucides.

LES GLUCIDES SONT COMME DU BOIS DE CAGETTE, ALORS QUE LES PROTÉINES ET LES GRAISSES SONT COMME DES GROSSES BÛCHES.

Si vous voulez que votre énergie soit constante toute la journée, vous savez maintenant quels aliments choisir. Si vous sentez que vous avez toujours faim, il est fort possible que les produits céréaliers soient un problème pour vous.

→ 6. Les produits céréaliers créent des dépendances

Une dépendance aux produits céréaliers ? Oui, ce n'est pas une blague. Les produits céréaliers contiennent des peptides (des petits assemblages d'acides aminés) de type « opioïde », similaires à ceux retrouvés dans certaines drogues mais en plus faibles doses. Même si les doses sont plus faibles, consommer des produits céréaliers chaque jour, et même à chaque repas et collation, peut avoir un effet cumulatif et créer une dépendance. Si vous ne pouvez pas vivre sans pain, pâtes ou biscuits ou que vous ne pouvez pas passer une seule journée sans en consommer, vous avez peut-être là une explication à votre dépendance.

Il est difficile de dire *bye-bye* aux produits céréaliers du jour au lendemain. Cependant, après quelques semaines, une fois que vous aurez surmonté votre dépendance, l'arrêt se fera tout seul.

→ 7. Les produits céréaliers aggravent les problèmes intestinaux

Le blé est la plus importante source de FODMAP dans l'alimentation de la plupart des pays occidentaux. Qu'est-ce que ce nouveau mot encore, « FODMAP » ? Le mot FODMAP est en fait un acronyme pour désigner un groupe de glucides à chaîne courte présents dans certains aliments. En gros, ce sont des glucides « fermentescibles ». Votre corps absorbe la plupart des glucides, mais il y a une partie qu'il ne peut pas absorber. Ces glucides fermentescibles deviennent donc de la nourriture pour les bactéries dans vos intestins.

Comment est-ce que les bactéries mangent ? En fermentant ! C'est comme avoir une brasserie dans vos intestins qui fermentent les FODMAP du blé et relâchent beaucoup de gaz. Ces gaz peuvent créer des flatulences, des ballonnements, de l'inconfort abdominal, des crampes, de la diarrhée et de la constipation. Ça ressemble beaucoup aux symptômes du syndrome de l'intestin irritable, non ? Si vous avez des problèmes digestifs, éliminer les produits céréaliers tels que le blé pourrait vous aider à vous sentir beaucoup mieux.

MAIS SANS PRODUIT CÉRÉALIER, OÙ TROUVER LES FIBRES ET LES GLUCIDES DONT J'AI BESOIN ?

Les recommandations nutritionnelles actuelles nous font croire qu'il est impossible de manger correctement sans consommer de produits céréaliers, surtout ceux qui sont complets.

La plupart des industriels utilisent de la farine ou des produits céréaliers sous une forme ou une autre pour produire la plupart de leurs produits alimentaires et leurs campagnes publicitaires nous ont mis dans la tête que nous avons besoin de produits céréaliers pour avoir assez de fibres, prévenir la constipation et obtenir assez de glucides pour avoir assez d'énergie. C'est à croire que les produits céréaliers sont les seules sources de fibres et de glucides dans l'alimentation ! Est-ce vraiment le cas ?

LES FIBRES NE SE TROUVENT PAS SEULEMENT DANS LES PRODUITS CÉRÉALIERS !

Pratiquement tous les aliments d'origine végétale en contiennent (voir tableau page139). Les fibres font partie de la structure de toutes les plantes. Vous pouvez donc obtenir toutes les fibres dont vous avez besoin en mangeant des légumes, des fruits, des racines (pomme de terre, patate douce...), des avocats et des noix. Pas besoin de produits céréaliers !

Il est faux de penser que les fibres sont le facteur le plus important pour éviter la constipation. Pensez-vous vraiment que les Inuits souffraient de constipation avec leur alimentation à base de poisson sans aucune trace de fibres ?

En fait, le meilleur moyen d'avoir une bonne flore intestinale est de :

- consommer des probiotiques (des bactéries bénéfiques que l'on trouve sous forme de compléments alimentaires et dans les aliments fermentés),
- stimuler sa production de bile en mangeant suffisamment de bonnes graisses,
- éviter le gluten, les produits laitiers ou les FODMAP,
- mieux gérer son stress et pratiquer régulièrement une activité physique.

Ces mesures sont tout aussi importantes, sinon plus, pour aller aux toilettes tous les jours (eh oui, vous devriez avoir une à trois selles par jour !). Si vous souffrez de constipation, consultez mes conseils pour y remédier (page 136).

COMMENT CONSOMMER DES GLUCIDES SANS PASSER PAR LES PRODUITS CÉRÉALIERS

ALIMENTS		QUANTITÉ	QUANTITÉ DE GLUCIDES	QUANTITÉ DE FIBRES
LÉGUMES RICHES EN GLUCIDES	Patate douce (pelée)	1 moyenne ou ½ bol, en purée	21-24 g	3.3-3.8 g
	Pomme de terre (pelée)	1 bol	26 g	1.8 g
		1 moyenne	34 g	2.3 g
		1 bol, en purée	36 g	3.2 g
	Banane plantain	1 bol, en purée	62 g	4.6 g
		1 bol, en tranches	48 g	3.5 g
		1 bol, verte et frite	58 g	4.1 g
	Panais	1 bol, en tranches	27 g	5.6 g
	Navet	1 bol, en tranches	8 g	3.1 g
	Rutabaga	1 bol, en tranches	15 g	3.1 g
	Courge butternut	1 bol	22 g	6.6 g
	Courge spaghetti	1 bol	10 g	2.2 g
	Citrouille	1 bol, en purée	12 g	2.7 g
	Betterave	1 bol, en tranches	9 g	1.7 g
FRUITS	Banane	1 moyenne	27 g	3.1 g
	Poire	1 moyenne	27 g	5.5 g
	Pomme	1 moyenne	25 g	4.4 g
	Grenade	½ bol de grains	16 g	3.5 g
	Orange	1 moyenne	15 g	3.1 g
	Fraise	1 bol, en tranches	13 g	3.3 g
	Myrtille	1 bol	21 g	3.6 g
LÉGUMES	Avocat	1 moyen	17 g	13.5 g
	Légumes verts	1 bol	1-8 g	1-3.5 g
	Carotte	1 bol, en rondelles	12 g	3.6 g

Les glucides, tels que les fibres, ne se retrouvent pas exclusivement dans les produits céréaliers contrairement à ce que vous font croire les fabricants de céréales de petit déjeuner, de pain et de barres de céréales. Comme le montre le tableau ci-dessus, presque tous les aliments d'origine végétale contiennent une bonne quantité de glucides. Vous pouvez consommer tous les glucides que vous voulez à partir du moment où vous évitez les produits céréaliers et le sucre et que vous n'abusez pas de la pomme de terre. Remplacez le pain, les pâtes alimentaires ou la semoule par une purée de patate douce, des tranches de bananes plantain frites dans de l'huile de coco ou des fruits.

Vous remarquerez qu'en supprimant le pain, les pâtes, le riz... de votre alimentation, et en les remplaçant par des aliments du régime paléo, vous allez mécaniquement manger moins de glucides. Alors qu'un menu basé sur les recommandations nutritionnelles officielles peut facilement inclure aux alentours de 300 g de glucides (basé sur un régime à 2 000 calories par jour), un menu de type paléo n'inclut généralement pas plus de 100 à 150 g de glucides par jour. En évitant les légumes riches en glucides et les fruits, on garde les apports en glucides très bas, moins de 50 g par jour, et on favorise la perte de poids.

VOTRE CERVEAU NE CARBURE PAS QU'AUX GLUCIDES

De quelle quantité de glucides avez-vous besoin chaque jour ? La réponse est : ça dépend ! Le régime paléo doit être individualisé et adapté à vos besoins et à votre état de santé, même si la plupart des médecins et nutritionnistes vous diront que vous avez besoin d'au moins 100 à 130 g de glucides par jour pour faire fonctionner votre cerveau. Qu'arrivera-t-il si vous mangez moins de glucides que ça ? Pensez-vous que votre cerveau va arrêter de fonctionner ? Pensez-vous que nos ancêtres avaient toujours accès à des racines et à des fruits à longueur d'année ? Comment avons-nous survécu aux périodes glaciaires ? Pensez-vous que le corps humain, qui est si bien fait, n'a pas les capacités d'utiliser différentes sources d'énergie pour nourrir l'organe le plus important de votre corps ?

Contrairement à nous aujourd'hui, nos ancêtres n'avaient, pas accès à des fruits à longueur d'année ; ils ne transportaient pas non plus de barres de céréales dans leurs poches (quelles poches ? ☺) lorsqu'ils allaient à la chasse. Leur corps (et donc le nôtre puisque nous avons les mêmes gènes !) s'est développé de façon à pouvoir utiliser une autre source d'énergie. Laquelle ? Les graisses.

Bien que notre cerveau ne soit pas capable de brûler les graisses directement, il adore utiliser les corps cétoniques qui sont produits lorsque nos autres cellules oxydent (brûlent) le gras pour l'utiliser comme énergie. Ces corps cétoniques peuvent fournir jusqu'à 75 % de l'énergie requise par notre cerveau. Notre cœur, nos muscles et plusieurs autres organes de notre corps ont aussi non seulement la capacité à utiliser les graisses et les corps cétoniques comme sources d'énergie, mais ils semblent également *préférer* cette source d'énergie par rapport aux glucides.

LES CORPS CÉTONIQUES COMME OUTIL THÉRAPEUTIQUE

En ayant une alimentation pauvre en glucides (moins de 50 g par jour) et riche en graisses, on place l'organisme dans un état appelé « cétose ». La cétose est un outil thérapeutique qui a montré son efficacité pour traiter les problèmes d'épilepsie et le diabète. Plusieurs études montrent qu'elle pourrait également contribuer à lutter contre la maladie d'Alzheimer, les cancer, la maladie de Parkinson ou les conséquences d'un accident vasculaire cérébral..

ACIDOCÉTOSE *VERSUS* CÉTOSE

Peut-être avez-vous déjà entendu parler des corps cétoniques qui peuvent atteindre des concentrations très élevées et menacer la vie de patients atteints de diabète de type 1. Cet état est appelé acidocétose. C'est très dangereux et requiert une assistance médicale en urgence. Heureusement, ceci ne survient que si votre corps ne produit plus d'insuline, ce qui n'est probablement pas votre cas. Seules les personnes souffrant de diabète de type 1 (ou d'un stade avancé d'un diabète de type 2 requérant l'injection d'insuline) sont à risque d'acidocétose.

La plupart des professionnels de santé (médecins, infirmières et nutritionnistes) ne comprennent pas la distinction entre l'acidocétose et la cétose et risquent de vous faire peur en utilisant cet argument pour vous faire manger plus de glucides et de produits à base de céréales. Dans le cas de la cétose, les concentrations de corps cétoniques sont plus élevées que chez les gens consommant peu de glucides, mais tout de même 10 fois plus faibles que chez les diabétiques de type 1 en état d'acidocétose.

La cétose n'est pas dangereuse pour la santé et peut même avoir des effets bénéfiques en favorisant la perte de poids, pour le traitement de la maladie d'Alzheimer et des épilepsies, et pour lutter contre le cancer.

RAPPELEZ-VOUS QUE LES GLUCIDES SONT COMME DE LA CAGETTE, ALORS QUE LES GRAISSES (ET LES CORPS CÉTONIQUES QUI EN SONT DÉRIVÉS) SONT COMME DES BÛCHES !

EN BREF

Il est vrai que votre cerveau utilisera 100 à 130 g de glucides par jour si vous avez une alimentation riche en glucides. Si vous ne consommez pas cette quantité de glucides, votre corps peut synthétiser du glucose (la forme de glucides utilisée par votre cerveau) à partir de protéines au besoin et il peut avoir recours aux corps cétoniques pour couvrir jusqu'à 75 % de ses besoins en énergie.

Si en France, les autorités sanitaires sont à ce jour encore dans le déni de l'intérêt de diminuer la part des glucides dans l'apport calorique global, il semblerait que les discours évoluent doucement. C'est le cas au Canada où l'Institut de médecine responsable de l'élaboration des apports nutritionnels de référence au Canada mentionne que :

« La plus petite quantité de glucides compatible avec la vie semble apparemment être de zéro, tant que des quantités adéquates de protéines et de lipides sont consommées. [...] Il existe des populations traditionnelles qui ont une alimentation riche en graisses et en protéines et comportant une quantité minimale de glucides, soit pour de longues périodes de temps (Masaïs), soit pour la période après l'allaitement (populations natives de l'Alaska et du Groenland, les Inuits et les peuples indigènes Pampas). Il ne semble y avoir aucun effet néfaste apparent sur la santé ou longévité. Une étude a même montré que des Caucasiens ayant suivi une alimentation sans glucides, semblable à celle consommée par les peuples natifs du Groenland, pendant un an ont très bien toléré cette façon de manger. »

(Traduction libre de l'anglais)

DE QUELLE QUANTITÉ DE GLUCIDES AVEZ-VOUS RÉELLEMENT BESOIN ?

La réponse à cette question varie selon que vous désirez perdre du poids, que vous souffrez d'un problème de santé ou que vous avez ou non une activité physique (et si oui, selon la fréquence et l'intensité). Le tableau de la page suivante va vous permettre d'identifier la bonne quantité de glucides à inclure dans votre alimentation.

GLUCIDES	APPROPRIÉ POUR…	SOURCES ALIMENTAIRES DE GLUCIDES À PRIVILÉGIER
MOINS DE 50 G PAR JOUR	• **Perdre du poids** (pour la plupart des gens) • **Maintenir son poids** (pour certaines personnes) • **Lutter contre les maladies** : diabète de type 2, épilepsie, syndrome métabolique, maladies neurologiques (notamment Alzheimer), problème aux ovaires (SOPK), etc.*	• La plupart des légumes pauvres en glucides (laitue, brocoli, oignons, champignons, chou-fleur, tomates, asperge, épinards) • Petites quantités occasionnelles de baies ou de noix (framboises, noix de coco, amandes, noisettes…)
50 À 100 G PAR JOUR	• **Maintenir son poids** (pour la plupart des gens) • **Perdre du poids** (pour les gens actifs physiquement)	• Légumes pauvres en glucides, à volonté • Fruits, en quantité modérée • Légumes riches en glucides, en quantité modérée (pommes de terre, plantain, panais, navets, rutabaga, betteraves…)
PLUS DE 100 G PAR JOUR	• **Maintenir son poids** de santé quand on est actif physiquement • **Constituer et reconstituer ses ressources énergétiques** quand on est sportif	• Légumes pauvres en glucides, à volonté • Fruits et légumes riches en glucides, en grande quantité • Sucres non raffinés tels que le miel et le sirop d'érable, avec modération

**Consultez votre médecin ou un diététicien-nutritionniste à l aise avec les principes du régime paléo pour trouver le bon niveau de glucides pour vous (surtout si vous prenez des médicaments ou êtes atteints d'un problème de santé).*

Mise en garde : si vous souffrez de diabète et prenez des médicaments ou de l'insuline pour contrôler votre glycémie, ne modifiez pas votre apport en glucides sans supervision médicale. Un régime pauvre en glucides est tellement efficace pour réduire votre glycémie que vous aurez besoin d'aide pour ajuster votre traitement en conséquence et éviter les hypoglycémies.

LES PRODUITS LAITIERS

La consommation de produits laitiers, tout comme celle de produits céréaliers, est fortement encouragée par les autorités sanitaires. Les recommandations actuelles suggèrent de consommer un produit laitier à chaque repas, soit trois par jour (trois à quatre pour les personnes âgées).

La consommation de produits laitiers à l'âge adulte chez l'humain est un sujet très controversé. Un des arguments classiques de ceux qui s'opposent à la consommation de produits laitiers est que l'être humain est la seule créature qui continue, à l'âge adulte, à boire un aliment conçu pour des nourrissons. Mais il ne faut pas oublier que l'être humain est également la seule créature qui conduit des voitures et utilise internet ! Plutôt que de recourir à des arguments sans fondements, tenons-nous en aux faits.

L'ÉVOLUTION (OU PLUTÔT LA « DÉSÉVOLUTION ») DES PRODUITS LAITIERS

Les produits laitiers ne faisaient pas partie de l'alimentation de l'homme durant la période paléolithique. Mais plusieurs groupes ethniques, principalement d'origine européenne, les ont inclus dans leur alimentation depuis plusieurs milliers d'années. Il faut savoir cependant que ces produits laitiers étaient, à l'époque, très différents de ceux d'aujourd'hui.

L'une des plus grandes différences est que les vaches produisant le lait de nos ancêtres n'étaient pas nourries de céréales (maïs, orge, avoine...) et gardées à l'intérieur comme la plupart des animaux d'élevage aujourd'hui. Elles passaient plutôt leurs journées au pâturage, à brouter. Les vaches, comme nous, ne sont pas faites pour manger des produits céréaliers. Tout ce dont elles ont besoin c'est de l'herbe, du soleil et de l'eau.

Par ailleurs, les laitages que l'on retrouve dans les supermarchés aujourd'hui sont presque tous des produits transformés. Ils sont pasteurisés, homogénéisés, écrémés et additionnés de sucre, d'arômes artificiels, d'épaississants et de conservateurs. On est très loin d'un aliment naturel.

La plupart des nutritionnistes expliquent qu'il est important de choisir du lait écrémé, du fromage allégé et d'éviter le beurre pour éviter les calories supplémentaires et les graisses saturées. Pourtant, de récentes études montrent que les personnes qui consomment des produits laitiers entiers (lait entier et fromages « traditionnels ») ont, de manière générale, moins de problèmes de poids et une meilleure santé que les personnes qui consommant des produits laitiers allégés ou écrémés.

Nous avons besoin de gras (lire page 75.) Et les graisses des produits laitiers ne sont pas des calories vides : ils fournissent de la vitamine A, de la vitamine D, de l'acide linoléique conjugué (un acide gras qui possède des propriétés anti-cancérigènes), de l'acide butyrique (qui contribue à la santé intestinale) et plusieurs autres nutriments importants. Surtout si vos produits laitiers proviennent de vaches de pâturage, ce qui est rarement le cas avec les produits laitiers que l'on retrouve aujourd'hui dans les supermarchés qui sont riches en sucres et en additifs avec des procédés de fabrication détruisant leurs qualités nutritionnelles.

TROIS RAISONS POUR LESQUELLES LES PRODUITS LAITIERS SONT PROBLÉMATIQUES

→ 1. Ils sont une des principales causes d'intolérance alimentaire

La plupart des produits laitiers contiennent deux molécules qui peuvent contribuer à certains problèmes de santé : le lactose et la caséine. De nombreuses personnes ne se rendent pas vraiment compte qu'elles sont intolérantes aux produits laitiers jusqu'à ce qu'elles constatent une amélioration de leur bien-être quand elles éliminent ces deux molécules de leur alimentation.

Le lactose est le sucre qui se retrouve naturellement dans le lait ainsi qu'en plus petite quantité dans le yaourt, certains fromages frais et la crème glacée. La crème et le beurre n'en contiennent que des traces et le beurre clarifié n'en contient pas du tout. L'intolérance au lactose est un problème bien connu, mais beaucoup plus de personnes souffrant du syndrome de l'intestin irritable ou d'autres problèmes intestinaux devraient également réduire leur consommation de lactose : pour contrôler leurs problèmes digestifs (flatulences, ballonnements...) et leur permettre d'avoir des selles plus normales et régulières. De nombreuses personnes croient que l'intolérance au lactose est toujours associée à la diarrhée, mais on sait qu'elle peut également causer de la constipation.

La caséine, comme le gluten, est une protéine très difficile à digérer. Elle se trouve principalement dans le lait, le fromage et le yaourt. La crème et le beurre ne contiennent que des traces et le beurre clarifié n'en contient pas du tout. Pour les personnes souffrant de problèmes digestifs ou de maladies auto-immunes, la caséine peut être problématique.

→ 2. Ils peuvent favoriser les problèmes hormonaux

La législation française et canadienne est plus sévère que celle des États-Unis et ne permet pas l'utilisation d'hormones pour augmenter la production de lait des vaches. Cependant, le lait contient naturellement plusieurs hormones qui peuvent s'avérer néfastes pour la santé.

Le lait est conçu pour être un aliment favorable à la croissance du bébé et c'est pour cette raison qu'il est riche en hormone IGF-1 *(insulin-like growth factor 1)*. Comme son nom l'indique (facteur de croissance), cette hormone contribue à la croissance des veaux. Chez l'humain, la présence de grandes quantités d'IGF-1 peut contribuer à l'acné ainsi qu'au développement de certains cancers.

En plus de l'IGF-1, le lait d'aujourd'hui contient beaucoup d'œstrogènes et d'autres hormones féminines. Les vaches laitières d'aujourd'hui, grâce à de nouvelles techniques d'insémination, peuvent produire du lait 10 mois par an. Dans le passé, cette période n'était que de 6 mois car les vaches, dans leur état naturel, ne produisent pas de lait durant leur période de gestation. Le lait de vache en gestation contient quatre fois plus d'œstrogènes par rapport au lait d'une vache qui n'est pas en gestation. Beaucoup de problèmes de santé actuels, tels que l'infertilité, le SOPK (syndrome des ovaires polykystiques) et certains types de cancers (surtout les cancers des ovaires, de l'utérus, du sein et de la prostate) sont associés à un surplus d'œstrogène et à des déséquilibres hormonaux.

→ 3. Ils peuvent mener à un surplus d'insuline

Nous avons expliqué que consommer trop de glucides peut causer une surproduction d'insuline (hyperinsulinémie) par votre pancréas (lire page 40). La règle générale est que ce sont presque uniquement les glucides qui peuvent stimuler la production d'insuline. Mais il y a une exception à cette règle : les protéines laitières.

Trop d'insuline en circulation favorise l'obésité, l'acné, certains cancers, la myopie, le pré-diabète, le diabète de type 2, le syndrome métabolique, le syndrome des ovaires polykystiques (SOPK), les problèmes de cholestérol (surtout des triglycérides élevés et un bon cholestérol « HDL » bas) et les problèmes cardiaques.

L'indice insulinémique du lait montre qu'il peut augmenter vos niveaux d'insuline davantage que le pain blanc dont l'index glycémique est maximal ! L'effet des protéines laitières sur votre production d'insuline est complètement démesuré et disproportionné par rapport à leur contenu en glucides comparativement aux autres aliments. Notez que les produits laitiers sans protéine, tels que la crème, le beurre et le beurre clarifié, n'ont pas cet effet.

VOS MEILLEURES OPTIONS DANS LE GROUPE DES PRODUITS LAITIERS

Certains types de produits laitiers peuvent faire partie de votre alimentation sans causer aucun des problèmes listés précédemment. Le beurre, classique ou « clarifié », par exemple ne contient presque pas de caséine, de lactose ou de protéines laitières qui stimulent la production d'insuline. Ces graisses laitières peuvent être de bonnes sources de vitamines et nutriments liposolubles essentiels à la santé, surtout si vous les obtenez d'un marché de producteur ou directement dans une ferme bio. N'oubliez pas que ce que les vaches mangent va également influencer la valeur nutritive des produits issus de leur lait. Informez-vous autant que possible sur la source de vos aliments.

Si vous voulez consommer du yaourt ou du fromage, essayez le plus possible d'en trouver en provenance de vache de pâturage et idéalement de lait cru. Dans le cas du yaourt, choisissez-le nature pour éviter le sucre et les additifs.

Mais encore une fois, chaque personne est différente et vous ne pouvez pas savoir comment les produits laitiers vous affectent avant d'essayer de les supprimer de votre alimentation comme je le propose dans le Défi 30 jours (lire page 103). Même si vous consommez des produits laitiers tous les jours et êtes relativement en bonne santé, ça ne veut pas dire que vous ne pouvez pas vous sentir mieux sans eux. Faites le Défi 30 jours et vous verrez ! ☺

QU'EN EST-IL DU CALCIUM ?

Sans produit laitier, comment arriverez-vous à garder des os et des dents solides ? Eh bien, sachez que les produits laitiers ne sont pas la seule source alimentaire de calcium ! Les légumes vert foncé, les amandes, les sardines entières en conserve et le bouillon maison fait à partir d'os constituent tous d'excellentes sources de calcium et de minéraux importants pour la santé osseuse (voir le tableau ci-dessous).

ALIMENTS		PORTION	QUANTITÉ DE CALCIUM
PRODUITS LAITIERS	Lait	1 bol	350 mg
	Yaourt	1 pot	140 mg
	Fromage (mozzarella et cheddar)	30 g	143 à 204 mg
AUTRES SOURCES	Bouillon maison (fait à partir d'os)	1 bol	Non déterminé mais le calcium y est particulièrement biodisponible
	Sardines entières, en conserve (avec les arêtes)	90 g	325 mg
	Épinards cuits	1 bol	245 mg
	Brocoli cuit	2 bol	125 mg
	Purée d'amande	2 c. à soupe	111 mg
	Rhubarbe	1 bol	105 mg
	Crevettes	½ bol	103 mg
	Blettes cuites	1 bol	102 mg
	Chou frisé cuit	1 bol	94 mg
	Amandes	20-24	75 mg
	Orange	1 grosse	74 mg
	Œufs	2 moyens	56 mg
	Figues séchées	3 moyennes	41 mg

Il est aussi important de mentionner que sans produits céréaliers riches en phytates dans votre alimentation, vous serez en mesure de mieux absorber tout le calcium présent dans vos aliments au lieu d'en éliminer une grande partie dans vos selles.

LA SANTÉ OSSEUSE NE DÉPEND PAS QUE DU CALCIUM

Saviez-vous que les Américains et les Canadiens ont la plus grande consommation de calcium au monde mais que ce sont également eux qui ont les taux les plus élevés d'ostéoporose ? En opposition, les Japonais et les Chinois ne consomment pas de produits laitiers et ont les taux d'ostéoporose les plus faibles. Pourquoi ? Encore une fois, les faits par rapport à la santé osseuse ont été « sur-simplifiés » et plusieurs facteurs importants ont malheureusement été laissés de côté.

Le calcium n'est pas le seul facteur impliqué dans la santé osseuse. Vous avez également besoin d'une vitamine récemment découverte : la vitamine K2. Cette vitamine est presque exclusivement retrouvée dans les aliments d'origine animale, tels que le foie, le beurre, le beurre clarifié et la viande. Quel est son rôle ? La vitamine K2 est comme un guide pour le calcium : elle le mène vers les os pour qu'il les renforce (contribuant ainsi à prévenir l'ostéoporose) et l'empêche de s'accumuler dans les artères où il peut causer une calcification des parois (on sait que ce durcissement mène à des maladies du cœur).

Beaucoup de femmes prennent des suppléments de calcium et sont déficientes en vitamine K2 en raison d'une alimentation pauvre en graisses. Résultat : leurs os restent fragiles et le calcium qu'elles prennent en supplément les prédispose à l'athérosclérose et à l'infarctus. Plusieurs études de type méta-analyse (une méta-analyse est une synthèse des résultats de plusieurs études menées sur un même sujet) montrent que ni la consommation de lait, ni l'apport journalier en calcium n'ont quoi que ce soit à voir avec le risque de fracture associée à l'ostéoporose. Si vous prenez un complément de calcium, consultez votre médecin pour bien peser le pour et le contre à la lumière des résultats récents de la recherche scientifique.

D'autres minéraux comme le magnésium et le phosphore sont également importants pour la santé osseuse. Le régime paléo est riche en ces minéraux qui seront faciles à absorber en éliminant les anti-nutriments des produits céréaliers.

La vitamine D a également un rôle très important à jouer dans la santé osseuse. La majorité de la population des pays occidentaux est déficiente en vitamine D, surtout durant la période hivernale. Il est recommandé de tester ses niveaux sanguins régulièrement et de supplémenter si nécessaire.

Sachez enfin que pratiquer une activité physique qui met du poids et de la pression sur vos os (marche et musculation) contribue à les renforcer.

LES LÉGUMINEUSES (PROTÉINES VÉGÉTALES)

Les légumineuses constituent un groupe d'aliments très appréciés par les végétariens. Les autorités sanitaires encouragent globalement de réduire la consommation de protéines animales, surtout la viande rouge, en faveur des protéines végétales. Les légumineuses incluent les haricots, les lentilles, le soja ainsi que les cacahouètes (oui, oui, les arachides n'appartiennent pas à la famille des noix comme les amandes, les noisettes et les noix de Grenoble, mais bien à la famille des légumineuses !).

POURQUOI LES LÉGUMINEUSES NE SONT PAS LE MEILLEUR CHOIX POUR VOTRE SANTÉ

➔ **1.** Premièrement, les protéines des légumineuses **sont incomplètes**, c'est-à-dire qu'elles ne fournissent pas tous les acides aminés dans les bonnes proportions en comparaison avec les protéines animales.

➔ **2.** En plus de ne pas être de bonne qualité, leur **contenu en protéines est aussi très faible en quantité**. Il faut deux bols d'haricots rouges ou de tofu (ce qui est une portion très conséquente) pour avoir la même quantité de protéines que dans 120 g de viande, volaille ou poisson. Je reparlerai de l'importance d'avoir suffisamment de protéines de qualité dans son alimentation à la page 67.

➔ **3.** Les **haricots et lentilles contiennent environ quatre fois plus de glucides que de protéines**. Si vous avec des problèmes de glycémie, manger des légumineuses peut affecter votre taux de sucre (même si leur index glycémique est faible, la quantité de glucides d'une portion reste considérable !) alors que les protéines animales laisseront votre taux de sucre stable. Par exemple, une portion d'un bol de haricots rouges cuits contient autant de glucides que dans deux tranches de pain.

➔ **4.** Les légumineuses ont une **faible densité nutritionnelle**, c'est-à-dire qu'elles fournissent peu de nutriments par calorie comparé aux protéines animales. Même si certaines contiennent du fer et d'autres minéraux, leur teneur élevée en phytates (anti-nutriments) peut vous empêcher d'absorber ces minéraux. Les légumineuses ne contiennent également aucune vitamine liposoluble (vitamines E, K, D...).

→ **5.** La plupart des légumineuses sont riches en **FODMAP** (lire page 43). Peut-être vous souvenez-vous que le blé est une bonne source de ces **glucides fermentescibles** ? Ce n'est sûrement pas une grosse surprise pour vous d'apprendre que les légumineuses en contiennent également beaucoup et qu'elles peuvent aggraver les problèmes digestifs en occasionnant des flatulences, des ballonnements et des changements anormaux dans les selles.

REMARQUE : les haricots verts et les pois mange-tout sont considérés comme des légumes, et non des légumineuses car ils ne partagent pas les mêmes caractéristiques nutritionnelles. Ils peuvent donc faire partie de votre alimentation paléo.

ET LE SOJA ?

Le soja est souvent vanté comme étant un des aliments santé, mais c'est probablement la pire de toutes les légumineuses ! Vous allez être content d'apprendre que le tofu et autres substituts végétaux de viande ne sont pas seulement désagréables au goût, mais que vous devriez les éviter à tout prix. ☺
Le soja fait partie de l'alimentation humaine depuis peu de temps en Asie, malgré ce que l'industrie alimentaire essaie de vous faire croire. En fait, le soja est consommé seulement après fermentation (ce qui réduit sa teneur en substances nocives) et seulement en petites quantités, pour assaisonner et non comme plat principal ! Il est bien connu là-bas que le soja contient des phyto-œstrogènes, des substances végétales similaires aux œstrogènes et qui peuvent donc avoir un effet perturbateur chez les humains. Les femmes japonaises avaient l'habitude de cacher du soja dans la nourriture de leur mari infidèle pour réduire leur libido et même les rendre impotents.

Aux hommes qui lisent ce livre : êtes-vous sûrs de vouloir manger du soja ?

Si vous pensez que vous ne mangez pas de soja, vous serez surpris de voir qu'il se retrouve dans toutes sortes de produits alimentaires si vous prenez la peine de lire la liste des ingrédients : céréales du petit déjeuner, mayonnaise, muffins, poudre de protéines, barres de protéines, boissons de soja, steaks végétaux, sauces, bouillons, mélanges d'assaisonnements, etc.

TROIS RAISONS DE NE PAS CONSOMMER DE SOJA

➔ **1.** Les **phyto-œstrogènes** présents dans le soja pourraient contribuer à certains cancers et maladies associés à des déséquilibres hormonaux. Plusieurs chercheurs étaient d'abord d'avis que le soja pourrait être protecteur, mais de récentes études pointent plutôt dans l'autre direction. Je ne sais pas pour vous, mais en cas de doute je préfère m'abstenir. Chez les hommes, le soja pourrait promouvoir la croissance des seins... (tout comme la bière à cause de ses propriétés œstrogéniques soit dit en passant !).

➔ **2.** En plus, le soja contient beaucoup de substances **goitrigènes** qui interfèrent avec le bon fonctionnement de la glande thyroïde. L'hypothyroïdie est un problème de plus en plus fréquent qui entraîne des problèmes de poids, de fatigue, de dépression, de perte de cheveux, de régulation de la température corporelle et de constipation. La consommation accrue de soja pourrait être impliquée dans la genèse de cette maladie.

➔ **3.** Finalement, la protéine de soja est très **allergisante** et peut causer des problèmes chez les personnes sensibles ou souffrant d'intolérances alimentaires multiples, de problèmes digestifs ou de maladies auto-immunes. La plupart du soja présent dans les aliments est également issu d'**OGM** (organisme génétiquement modifié) et plusieurs études montrent que la plupart des produits à base de soja sont contaminés avec de grandes quantités d'**aluminium.**

ET LES ARACHIDES ?

Comme nous l'avons dit précédemment, les arachides ne sont pas des noix. Bien que cet aliment soit apprécié par de nombreuses personnes, les arachides contiennent deux substances qui en font un mauvais choix si vous tenez à rester en santé : les aflatoxines et les lectines.

LES AFLATOXINES

Elles sont produites par des champignons qui se trouvent souvent en grandes quantités dans les arachides. Elles se trouvent sur la liste des substances susceptibles de causer le cancer et peuvent également contribuer à des problèmes intestinaux. Bien que les arachides soient testées avant d'être vendues pour la consommation humaine et qu'elles ne doivent pas dépasser certaines limites pour les teneurs en aflatoxines, je crois qu'il est plus prudent d'éviter toutes traces de substances cancérigènes dans votre alimentation. Attention si vous consommez régulièrement des cacahouètes grillées ou encore du beurre d'arachide ; ceci pourrait augmenter dangereusement les quantités d'aflatoxines que vous êtes susceptible d'ingurgiter quotidiennement.

LES LECTINES D'ARACHIDE

Elles se retrouvent dans tous les produits faits à partir d'arachides, incluant l'huile d'arachide. D'après certaines études, ces lectines pourraient augmenter fortement l'encrassage des artères (athérosclérose) d'après certaines études, et donc le risque de maladies cardio-vasculaires.

LES HUILES VÉGÉTALES

Depuis de nombreuses années, les médecins, les nutritionnistes, les agences de santé... encouragent la consommation d'huiles végétales pour remplacer les graisses saturées d'origine animale. Les huiles végétales incluent, entre autres, l'huile de tournesol, l'huile de colza, l'huile d'arachide mais aussi des huiles plus rarement trouvées en France comme l'huile de maïs, de coton ou de carthame.

Ces huiles ont été introduites dans notre alimentation que très récemment (il y a moins de 100 ans, ce qui est très récent en termes d'histoire de l'homme !). Elles font partie de la catégorie des aliments transformés.

Pourquoi ne consommait-on pas ce type d'huiles avant le siècle dernier ? La réponse est simple : avez-vous déjà essayé de faire de l'huile avec une graine de colza, de maïs ou de tournesol ? Pas facile ! Les procédés utilisés pour extraire de l'huile de ces plantations sont très avancés sur le plan technologique et comportent plusieurs étapes complexes. Entre autres, cela implique l'utilisation de solvants comme l'hexane et d'autres produits chimiques pour extraire les huiles, les raffiner, les désodoriser, les décolorer... Pas très naturel tout ça, si vous voulez mon avis !

DEUX BONNES RAISONS D'ÉLIMINER LES HUILES VÉGÉTALES DE VOTRE ASSIETTE

➔ **1.** Les huiles végétales, de par leur haute teneur en acides gras polyinsaturés, sont **propices à devenir rances et oxydées**. Les procédés utilisés pour les produire ayant recours à beaucoup de chaleur et de produits chimiques, ils peuvent sévèrement dégrader ces acides gras qui sont fragiles. Des graisses oxydées et rancies sont vraiment dangereuses pour la santé humaine puisqu'elles contribuent à la production de radicaux libres dans le corps. Or les radicaux libres accélèrent le vieillissement et favorisent le développement de plusieurs maladies qui y sont associées.

➔ **2.** Les huiles végétales ont pour la grande majorité – ce n'est pas le cas de l'huile de colza – également la particularité d'avoir un excès d'oméga-6 par rapport à leur contenu en oméga-3, aussi appelé un **ratio oméga-6 / oméga-3,** élevé. Les oméga-6 et les oméga-3 sont des acides gras essentiels à la santé humaine, mais nous devons les consommer dans certaines proportions pour qu'ils soient bénéfiques. L'alimentation moderne apporte 15 à 20 fois plus d'oméga-6 que d'oméga-3, alors que celle de nos ancêtres apportait à peu près la même quantité d'oméga-6 et d'oméga-3.

Pourquoi consommons-nous tant d'oméga-6 ? À cause des huiles végétales. Même si vous ne les utilisez pas à la maison, ces huiles se retrouvent dans tous les aliments emballés à l'épicerie, comme dans les sauces, les barres de céréales, les margarines, les céréales du petit déjeuner, les plats tout prêts congelés, les muffins, les biscuits, les pâtisseries, les chips, les frites et de nombreux plats du restaurant.

Le problème d'un excès d'oméga-6 par rapport aux oméga-3, c'est que c'est un facteur d'**inflammation**. Or l'inflammation n'est pas seulement un problème pour les maladies inflammatoires dont on entend souvent parler (arthrose et maladies inflammatoires de l'intestin), c'est aussi un facteur de risque de maladies cardio-vasculaires, de certains cancers et de plusieurs maladies auto-immunes.

LE SUCRE

La plupart d'entre nous voient les graisses comment étant dégoutantes et dangereuses pour la santé mais considèrent le sucre comme étant un petit plaisir inoffensif. Mais est-ce vraiment le cas ? L'industrie alimentaire a fait un bon travail avec ses campagnes publicitaires pour alléger notre culpabilité lorsque nous consommons du sucre. Mais qui bénéficie réellement de notre consommation quotidienne de sucre ? Certainement pas notre santé !

Nous sommes aujourd'hui dépendants des saveurs sucrées car les industriels ont réussi à ajouter du sucre partout : dans la sauce tomate, les vinaigrettes, la mayonnaise, le bacon, le jambon, les marinades, le pain, le vinaigre balsamique, la moutarde, le ketchup, les céréales du petit déjeuner, les yaourts et bien sûr tout ce qui possède un goût sucré comme la crème glacée, les biscuits, les tartes, les bonbons et tous les desserts.

NOMBRE DE CUILLÉRÉES À CAFÉ DE SUCRE DANS DIFFÉRENTS ALIMENTS			
UN YAOURT AUX FRUITS (125 G)	4	4 PETITS BISCUITS AUX PÉPITES DE CHOCOLAT	4.5
UN BOL DE SAUCE TOMATE INDUSTRIELLE « CUISINÉE » (1 BOL OU 250 ML)	3.5	UN BOL ET DEMI DE CÉRÉALES D'ANNEAUX D'AVOINE AU MIEL ET AUX NOIX (325 ML)	4.5
UNE CANETTE DE COCA (330 ML)	10	UNE PART DE TARTE AU SUCRE	12

La liste des ingrédients n'indique pas toujours clairement le mot sucre. Le sucre peut se cacher sous les mots glucose, fructose, sucrose, dextrose, dextrine, concentrés de jus de fruits, miel, sirop de maïs, maltose, saccharose, xylose, lactose, mélasse, sirop de malt, sirop d'érable, etc.

PEU IMPORTE LE TYPE DE SUCRE UTILISÉ, LE SUCRE RESTE DU SUCRE !

SEPT RAISONS DE RÉDUIRE VOTRE CONSOMMATION DE SUCRE... OU DE NE PLUS EN MANGER !

→ 1. Le sucre a une haute teneur en glucides

Il va sans dire que le sucre est riche en glucides et peut affecter votre glycémie (taux de sucre sanguin), surtout si vous souffrez de diabète. Même si vous n'avez pas le diabète, manger du sucre tous les jours va forcer votre pancréas à sécréter de grandes quantités d'insuline jour après jour, surtout si vous en consommez à chaque repas. Vous rappelez-vous des conséquences que peut avoir un taux d'insuline chroniquement élevé dans le sang ? Les études montrent qu'il augmente le risque de prise de poids (ou de difficultés à en perdre), de prédiabète, de problèmes de cœur, de perturbations du profil lipidique (trop de triglycérides et pas assez de bon cholestérol « HDL »), de syndrome des ovaires polykystiques (SOPK), de certains cancers et d'acné (lire page 61).

Parce qu'il est susceptible de faire faire des montagnes russes à votre glycémie, le sucre de votre alimentation peut entraîner des fringales difficiles à contrôler. Si vous avez des baisses de forme au cours de l'après-midi par exemple, il se peut bien que vous ayez besoin de stabiliser votre glycémie... et donc d'éviter le sucre (et les produits céréaliers) au profit d'aliments plus gras.

→ 2. Le sucre (et les aliments contenant du sucre) ont une densité nutritionnelle faible

Bien que l'industrie alimentaire essaie de vous amadouer et de vous faire sentir moins coupable de consommer leur produits alimentaires pleins de sucres en ajoutant quelques vitamines ou fibres, ne vous y méprenez pas. Tous les aliments qui contiennent du sucre sont des aliments transformés et aucun aliment transformé n'est à la hauteur d'aliments comme les légumes, la viande, les fruits, le poisson et les fruits de mer du point de vue nutritionnel.

→ 3. Le sucre est addictif

Oui, la dépendance au sucre existe vraiment. C'est comme une drogue. Si vous pensez ne pas être capable de passer une seule journée sans une petite gâterie sucrée, vous êtes probablement dépendant du sucre. Une étude effectuée à Bordeaux en France a même démontré que l'effet addictif du sucre est supérieur à celui de la cocaïne ! Cela explique pourquoi il est si difficile d'arrêter d'en manger. Bonne nouvelle : en s'abstenant pendant quelques temps, on peut parvenir à s'en passer totalement... comme avec les drogues ! Le Défi 30 jours peut vous aider à briser cette addiction en quelques jours ou quelques semaines seulement. **Et les sucres artificiels ?** Comme leur nom l'indique, ils sont... artificiels ! Certaines recherches montrent qu'ils peuvent aussi entretenir votre dépendance au sucre et vos fringales, sans vous aider à perdre du poids. Et c'est sans parler des doutes qui planent sur leur innocuité...

→ 4. Le sucre affaiblit le système immunitaire

Notre système immunitaire constitue l'une des défenses les plus importantes de notre corps contre la maladie. Bien manger, gérer son stress et dormir suffisamment sont des facteurs importants pour garder un système immunitaire performant et ne pas tomber malade. Ajoutez à la liste d'éviter le sucre. Une étude a démontré que consommer du sucre (que ce soit du sucre de table, du miel ou du jus d'orange) ralentit votre système immunitaire en 10 minutes. Il se mettra ensuite à fonctionner à seulement 50 % de sa capacité maximale durant une période allant jusqu'à 5 heures. Si vous consommez un peu de sucre à chaque repas, comme du jus d'orange au petit déjeuner, du yaourt aux fruits au dîner, un biscuit dans l'après-midi et de la crème glacée en soirée, votre système immunitaire restera en mode ralenti pour la plus grande partie de la journée. Pas étonnant que vous attrapiez tous les maux qui courent !

→ 5. Le sucre augmente le risque de problèmes intestinaux

Pour ceux qui souffrent de problèmes intestinaux, tels que le syndrome de l'intestin irritable ou d'autres problèmes digestifs semblables, le sucre peut empirer votre problème. Il contribue au déséquilibre de votre flore intestinale en plus de nourrir les mauvaises bactéries. Plusieurs sucres appartiennent à la famille des FODMAP (les glucides fermentescibles) qui peuvent entraîner flatulence, ballonnements et changements dans les selles chez les personnes sensibles à ce genre de problèmes. Mais les dommages du sucre ne se limitent pas aux intestins et peuvent également causer des problèmes d'humeur, de dépression et des déficiences nutritionnelles (vitamine B12 et nutriments liposolubles entre autres).

→ 6. Le sucre est mauvais pour la santé dentaire

Tout le monde sait que le sucre n'est pas bon pour les dents. Vous n'avez qu'une dentition alors prenez-en soin pour qu'elle dure toute votre vie !

→ 7. Le sucre peut nuire à vos chances de prévenir ou de vaincre le cancer

Certaines études ont montré que les cellules cancéreuses utilisent plus de sucre (glucose) comparativement aux cellules non-cancéreuses saines. D'autres études ont montré qu'un régime très pauvre en glucides (diète cétogène), éliminant tous les sucres et les produits céréaliers, pouvait aider à ralentir et même stopper la progression de certains cancers. Bien que davantage d'études soient nécessaires pour comprendre pourquoi, ce n'est qu'une raison de plus pour faire attention à sa consommation de sucre.

SOUS LE CHOC ?

Après avoir parlé de tous les aliments à éviter et de toutes les raisons pour lesquelles ces aliments ne sont pas adaptés au maintien d'une bonne santé, il est fort possible que vous soyez ébranlé. La plupart des raisons discutées ne sont pas des sujets dont on entend souvent parler. Et la plupart de ces aliments font probablement partie de votre alimentation quotidienne. Il peut être difficile de s'entendre dire que presque tous nos aliments favoris peuvent en fait nuire à notre santé.

Ça ne veut pas dire que vous ne devriez plus JAMAIS consommer aucun de ces aliments, mais plutôt que ça peut valoir la peine de faire le Défi 30 jours et de les éliminer pendant un mois. En donnant la chance à votre corps de se libérer de ces aliments pendant 4 semaines, vous aurez plus de facilité à voir, lorsque vous les réintroduirez, comment ces différents aliments vous affectent. Vous trouverez plus de détails au chapitre 5 du livre (lire page 103).

Suivre la procédure du Défi paléo est en fait la technique la plus fiable, la plus efficace et la plus rapide pour identifier des allergies alimentaires et déterminer quels aliments sont les meilleurs pour vous. Aucun médecin ou nutritionniste, aucune autorité sanitaire ne peut prétendre savoir exactement ce que vous devez manger pour atteindre un poids idéal et rester en bonne santé. Aucune étude n'a été réalisée sur ce que constitue le meilleur régime pour vous. Le Défi 30 jours va vous permettre de faire votre propre expérience pour répondre à votre question : que dois-je manger pour être en bonne santé et le rester le plus longtemps possible ?

C'est un concept très différent de ce que vous avez l'habitude d'entendre. Les médecins ou nutritionnistes que vous avez consultés dans le passé adoptaient probablement le rôle de l'expert et vous disaient exactement ce que vous deviez faire. Avec le régime paléo, c'est tout le contraire : l'expert, c'est vous ! Après tout, c'est vous qui vivez dans votre corps et qui pouvez le mieux dire comment vous affectent les différents aliments. Tout ce que vous avez à faire est d'apprendre la procédure à suivre. Mais tout d'abord, passons aux aliments à privilégier.

CHAPITRE 3

LES ALIMENTS À PRIVILÉGIER

Ne soyez pas découragé après avoir lu le début de l'ouvrage sur les aliments à éviter. Il reste une grande variété d'aliments à inclure dans votre alimentation : les protéines animales, les graisses de bonne qualité, les légumes, les fruits et les noix.

LES PROTÉINES ANIMALES

Les protéines animales sont importantes dans le régime paléo et devraient être incluses à presque chacun des repas, notamment au petit déjeuner. Le régime paléo n'est pas un régime carnivore, contrairement à ce que beaucoup de gens pensent. Il comporte une quantité *adéquate* de protéines. Il faut savoir que ceux qui suivent un régime végétarien ou limitent leur consommation de protéines animales risquent d'avoir un apport en protéines déséquilibré et peuvent manquer de certains acides aminés.

QUELS SONT VOS CHOIX DE PROTÉINES ANIMALES ?

- Bœuf et gibier
- Porc et sanglier
- Volaille (poulet, canard, dinde...)
- Poisson et fruits de mer
- Œufs (de poule, de caille, de canard...)
- Pour certaines personnes, les produits laitiers de qualité (idéalement provenant de vaches de pâturage) comme le fromage et le yaourt peuvent également fournir des protéines animales, mais ces aliments devraient être consommés seulement s'ils sont bien tolérés (après le Défi 30 jours).

TROIS RAISONS DE CONSOMMER DES PROTÉINES ANIMALES DE FAÇON RÉGULIÈRE

→ 1. La qualité (et la quantité) des protéines animales est de meilleure qualité

Comme nous l'avons dit au début du livre, les protéines sont constituées d'acides aminés, un peu comme une maison est faite de planches, de clous et de briques. Il est important d'avoir tous les acides aminés dans les bonnes quantités pour que votre corps puisse bien fonctionner, comme il est important que vous ayez tous les matériaux de construction nécessaires pour bâtir une maison solide et l'entretenir.

Toutes les protéines d'origine animale énumérées ci-dessus contiennent l'ensemble des acides aminés essentiels et non-essentiels dans les proportions idéales pour votre corps, tel que vous pouvez le voir dans le tableau suivant.

	QUANTITÉ DE PROTÉINES POUR 100 G D'ALIMENT CUIT	QUANTITÉ DE PROTÉINES POUR 100 CALORIES	PROFIL DES ACIDES AMINÉS
HARICOT	Moins de **9 g**	Moins de **7 g**	**Incomplet** (certains acides aminés comme la méthionine sont absents et les proportions ne sont pas idéales)
VIANDE	Près de **30 g**	Environ **14 g**	**Complet** (tous les acides aminés sont présents dans les bonnes proportions)

Je ne sais pas pour vous, mais personnellement, j'aime savoir que tout fonctionne bien dans mon corps, alors j'inclus des protéines de qualité à chacun de mes repas. J'ai été végétarienne pendant quelques années, et je constate que l'approche paléo fonctionne vraiment mieux pour moi.

CONSOMMER TOUS LES ACIDES AMINÉS DANS LES BONNES PROPORTIONS EST NÉCESSAIRE POUR LA SYNTHÈSE :

- **De l'ADN**, des constituants cellulaires et des organes du corps,
- **Des enzymes digestives** indispensables à l'absorption des nutriments des aliments,
- **Des messagers du cerveau** (les neurotransmetteurs comme la sérotonine, la dopamine…) qui contribuent à prévenir les fringales et à rester de bonne humeur,
- **Des hormones** qui maintiennent l'équilibre dans votre corps,
- **Des protéines** indispensables au bon fonctionnement du système immunitaire et de celles qui transportent les vitamines, les minéraux et autres nutriments dans le corps,
- **Des muscles**, que vous vouliez préserver ou augmenter votre masse musculaire.

→ 2. Les protéines sont excellentes pour réduire la faim et les fringales

Les protéines sont beaucoup plus rassasiantes que les glucides et les lipides. Il n'y a aucun débat à ce sujet, plusieurs études scientifiques l'ont clairement démontré. Alors qu'il peut être difficile d'être rassasié après avoir mangé une portion de chips ou de gâteau, il est difficile de manger des quantités excessives de steak ou de poulet. Pourquoi ? Parce que, contrairement aux glucides, les protéines sont très efficaces pour envoyer des signaux de satiété au cerveau.

Si vous avez souvent faim ou des difficultés à vous arrêter de manger, peut-être est-il temps d'inclure davantage de protéines dans votre alimentation. Inutile d'en faire une surconsommation : entre 90 et 240 g d'aliments protéinés par repas suffisent. Les femmes et les personnes moins actives devraient viser une portion modeste et les hommes et les personnes très actives devraient aller plus près de la limite supérieure de 240 g.

→ 3. Les aliments contenant des protéines animales ont une meilleure densité nutritionnelle

Les sources de protéines animales ne fournissent pas que des protéines ; elles contiennent également plusieurs autres nutriments difficiles à obtenir ailleurs. La viande et les fruits de mer ont de loin une meilleure densité nutritionnelle que les fruits, les produits laitiers et les produits à base de céréales complètes.

Voici quelques exemples :

ALIMENTS	NUTRIMENTS	RÔLES
ŒUFS	Choline	Ce nutriment essentiel dont on entend généralement très peu parler est crucial pour la synthèse de neurotransmetteurs et le bon fonctionnement des cellules. Il est aussi très important chez la femme enceinte pour le développement du fœtus. Les végétariens sont à risque de déficience.
	Lutéine et zéaxanthine	Ce sont des antioxydants très importants pour la santé des yeux. Ils préviennent la dégénérescence maculaire liée à l'âge (DMLA).
	Vitamine A	Elle est indispensable au bon fonctionnement de l'organisme et intervient entre autres dans le fonctionnement du système immunitaire.
	Vitamine D	Indispensable à la santé osseuse, cette vitamine joue de nombreuses fonctions importantes de l'organisme.
	Vitamine E	C'est une vitamine antioxydante qui a des propriétés anti-vieillissement.
VIANDE DE RUMINANTS (BŒUF, BISON...)	Acide linoléique conjugué	Acide gras possédant des propriétés anti-cancérigènes.
	Vitamine A	Voir Œufs
	Vitamines du complexe B	Plusieurs vitamines B jouent un rôle important dans l'utilisation de l'énergie, l'entretien des communications nerveuses et dans la prévention des déformations chez le fœtus. Les personnes qui prennent de la metformin (Glucophage) pour le diabète ou le SOPK peuvent développer une déficience en B12.
	Vitamine E	Voir Œufs

ALIMENTS	NUTRIMENTS	RÔLES
ABATS (FOIE, COEUR...)	Choline	Voir Œufs.
	Coenzyme Q10 (surtout dans le cœur)	Nutriment très important pour la santé du cœur. Les personnes qui prennent des médicaments anti-cholestérol (statines) sont à risque de déficience.
	Vitamine K2	Vitamine aidant le calcium à se déposer au bon endroit dans le corps c'est-à-dire dans vos os pour qu'ils soient solides et non pas dans vos artères où il contribuerait au développement de maladies cardio-vasculaires.
	Vitamine A	Voir Viande de ruminants.
	Vitamine D	Voir Œufs.
	Fer et autres minéraux	Le fer est un minéral indispensable au transport de l'oxygène par les globules rouges. Il contribue à prévenir l'anémie (le fer des produits animaux est plus facile à assimiler que le fer provenant des végétaux).
POISSON ET FRUITS DE MER	Acides gras oméga-3	Graisses ayant des propriétés importantes pour la santé cardio-vasculaire et la santé mentale (dépression et autres problèmes d'humeur). Elles sont aussi vitales pour le développement du cerveau des bébés et des enfants.
	Sélénium	Le sélénium est un minéral qui contribue aux défenses antioxydantes du corps en plus de contribuer à préserver l'organisme des contaminants tels que le mercure (il est capable de se lier au mercure et d'empêcher son absorption).

La viande et les abats des bœuf et de mouton nourris d'herbe de pâturages (et non de produits céréaliers), les œufs de poules en liberté picorant des insectes et des vers (et non élevées dans des hangars pour être nourries exclusivement de granulés) et les poissons et fruits de mer pêchés en mer (et non ceux d'élevage nourris au soja, au maïs et au blé) ont une qualité nutritionnelle meilleure que leur version conventionnelle.

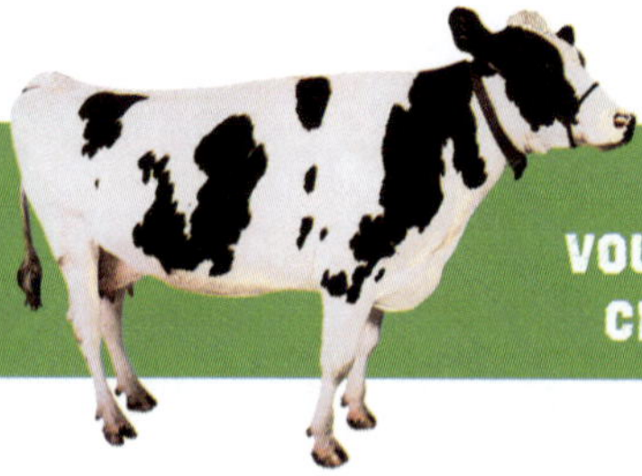

VOUS N'ÊTES PAS CE QUE VOUS MANGEZ, VOUS ÊTES CE QUE CE QUE VOUS MANGEZ MANGE !

MAIS JE SUIS VÉGÉTARIEN PARCE QUE J'AIME LES ANIMAUX !

Certains reportages font la promotion d'une alimentation végétarienne en montrant les affreuses conditions dans lesquelles les animaux sont élevés : confinés dans un espace si petit que ça ne leur permet même pas de se retourner, passant toute leur vie à l'intérieur, sur du béton, sans jamais sentir les rayons du soleil sur leur peau ni même toucher un brin d'herbe de leurs pattes et nourris d'aliments qu'ils ne sont pas faits pour manger et qui les rendent malades. Tout le contraire de ce qui est souvent affiché sur l'emballage : les grands champs verts, les belles petites granges rustiques, l'éleveur avec un épi de blé dans la bouche...

L'agriculture est aujourd'hui un vrai *business*, ce n'est plus une affaire de famille comme autrefois. Les profits sont la priorité et le bien-être des animaux est tombé complètement en bas de la liste des priorités. Le but est de faire grossir les animaux le plus vite possible afin de faire le maximum de profit le plus rapidement possible.

Notez que ce n'est pas du gras qu'on donne aux animaux pour les engraisser. Tous les fermiers savent que les produits céréaliers sont le meilleur aliment pour arriver à ce résultat. Nous ne sommes pas vraiment différents à cet égard !

Comme nous, les vaches, les poules et les poissons ne sont pas faits pour manger des produits céréaliers (incluant le maïs) ou du soja. Les vaches devraient manger exclusivement de l'herbe, les poules devraient pouvoir picorer des graines et se goinfrer de vers, d'insectes et même d'animaux morts et les poissons devraient manger des algues et d'autres poissons. Les animaux ont droit à la santé et à une vie heureuse.

Si vous aimez les animaux, il n'est pas nécessaire de devenir végétarien pour autant. Choisir des sources de protéines animales locales provenant d'un fermier que vous connaissez et qui élève et traite ses animaux avec respect est une façon de respecter les animaux.

Ne croyez pas qu'un régime végétarien ou même végétalien est un régime parfait du point de vue éthique. Ce genre d'alimentation tue beaucoup de créatures vivantes. Je ne parle pas des plantes, mais bien d'animaux. Les forêts et les plaines qui sont rasées pour faire place à de grands champs de culture enlèvent l'habitat naturel de bien des animaux. Puis, lorsque les céréales ou le soja sont récoltés, beaucoup de petits animaux périssent : des rats, des souris, des dindes sauvages, des faisans, des lapins, des grenouilles et bien d'autres. Est-ce que leur vie est moins importante que celle d'une vache ?

Un seul bœuf peut nourrir une famille pendant près d'un an, alors que des centaines de petites créatures vont mourir pour vous fournir votre bol de pâtes et votre tofu.

Une étude publiée dans le *Journal of Agricultural and Environnemental Ethics* a montré que si tous les Américains adoptaient un régime de type végétalien (sans aucun produit animal), ce changement provoquerait la mort de 1,8 milliard d'animaux par année. D'après le chercheur qui a mené cette étude, adopter une alimentation basée sur les légumes, les fruits et de gros herbivores (bœuf et bison par exemple) est la meilleure façon de réduire le nombre d'animaux qui donnent leur vie pour nous nourrir. Je suis du même avis, surtout si on choisit de la viande d'herbivores élevés avec respect.

De plus, il ne faut pas oublier que la santé de nos sols dépend grandement des animaux. La couche de terre arable, qui n'a qu'environ 20 cm d'épaisseur, est en train de s'effriter rapidement à cause des techniques d'agriculture moderne. Nous perdons cette couche de terre arable 10 à 40 fois plus rapidement comparé au taux auquel elle peut être remplacée. Sans cette couche de terre arable, le sol ne peut plus retenir l'eau, les nutriments et les micro-organismes qui conditionnent la croissance des plantes.

Que pensez-vous qu'il soit arrivé au Croissant fertile du monde, le berceau de l'agriculture de la planète ? C'est maintenant un désert. Il est important de faire attention à notre sol car il faut plus de 500 ans pour former 2,5 cm de terre arable. L'agriculture actuelle érode nos sols à un rythme effréné et la seule façon de régler le problème est de remplacer les champs de cultures par des prairies et d'y faire pâturer des animaux, leurs excréments permettent de reconstituer la couche de terre arable au fil du temps. ☺

MAIS EST-CE QUE MANGER AUTANT DE PROTÉINES EST DANGEREUX POUR MES REINS ?

Une des idées fausses les plus communes à propos du régime paléo est que c'est un régime riche en protéines. Ce n'est pas le cas... si votre régime paléo est bien formulé ! Manger paléo veut dire avoir une alimentation riche en graisses de bonne qualité, modérée en protéines et modérée à pauvre en glucides.

Comme vous allez le constater dans la comparaison nutritionnelle entre le régime paléo et les recommandations officielles (lire page 28), le régime paléo peut comprendre un petit peu plus de protéines mais pas une quantité excessive, loin de là. En incluant 90 à 240 g de viande par repas, votre apport en protéines atteindra 75 à 150 g par jour (ceci correspond à 15 à 30 % de vos calories sur la base d'un régime à 2 000 calories/jour) et sera en plein dans la cible des recommandations en protéines. Vous avez besoin de cette quantité de protéines.

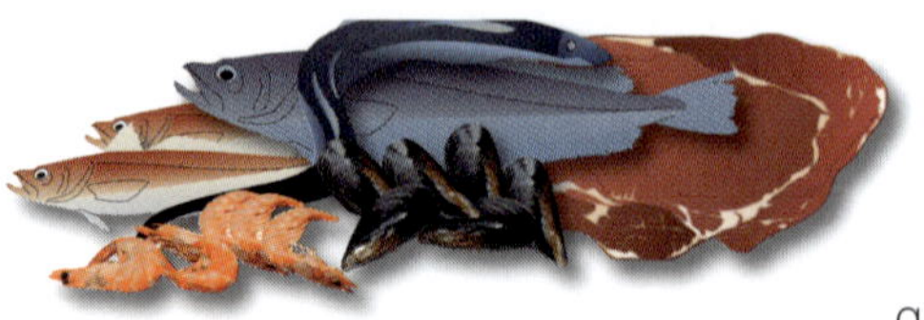

Il est vrai que les personnes qui ont des problèmes rénaux doivent limiter leur consommation de protéines, mais ça ne veut pas dire que ce sont les protéines qui causent les dommages aux reins. Les problèmes de reins sont bien plus souvent causés par des taux élevés (ou même seulement légèrement élevés) de sucre dans le sang (comme chez les prédiabétiques et diabétiques non contrôlés) et par de hauts niveaux d'inflammation systémique. Pas par les protéines alimentaires.

Une étude publiée en 2011 dans le journal *Plos One* a même montré qu'un régime de type paléo (sans produit céréalier et sans sucre) et riche en graisses aurait le potentiel d'arrêter la progression de certains types de néphropathies (des maladies rénales) et même de les faire régresser. Quoi qu'il en soit, si vous avez des problèmes rénaux, consultez votre médecin avant de changer votre alimentation.

LES GRAISSES

Depuis plusieurs décennies, on nous dit que les graisses sont mauvaises pour la santé, que nous devons choisir des produits alimentaires pauvres en graisses et utiliser moins d'huile ou de beurre pour cuisiner à la maison. Les recommandations ont porté leurs fruits car les Français, les Canadiens, les Belges, les Suisses... ont réduit leur consommation de graisses de façon significative au cours des dernières années.

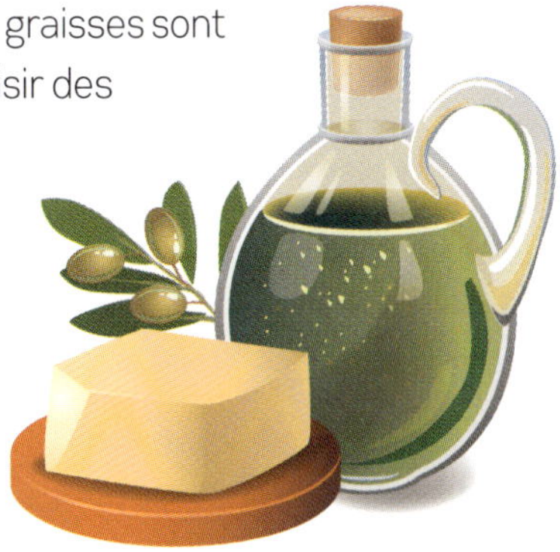

L'alimentation occidentale moderne fournit environ 30 % de ses calories sous forme de graisses. Certaines personnes ont une phobie des graisses et en consomment encore moins, ce qui correspond à un apport aux alentours de 10 à 20 % de leurs calories journalières.

Comme vous avez pu remarquer, la plupart des recommandations nutritionnelles que vous avez entendues jusqu'à présent dans les médias, chez les nutritionnistes ou chez votre médecin ne sont pas nécessairement toujours basées sur la science. Et même si elles peuvent fonctionner pour certaines personnes, la majorité de la population occidentale n'atteint pas ses objectifs en matière de poids et de santé en mangeant de cette façon.

Le régime paléo va vraiment dans le sens contraire de toutes les recommandations nutritionnelles conventionnelles. Les chercheurs qui travaillent à démontrer l'intérêt de cette approche – et il y en a beaucoup à travers le monde – pensent qu'un régime plus riche en graisses, avec un apport entre 50 % et 85 % des calories sous forme de lipides, est préférable pour la santé humaine.

TYPES DE RÉGIME		CONTENU* EN LIPIDES	ÉNERGIE PROVENANT DES LIPIDES
RECOMMANDATIONS OFFICIELLES		78 g	35 % des calories
RÉGIME PALÉO	MODÉRÉ EN GLUCIDES	110-135 g	50-60 % des calories
	PAUVRE EN GLUCIDES	145-180 g	65-80 % des calories
	CÉTOGÈNE (TRÈS PAUVRE EN GLUCIDES)	190 g	85 % des calories

** Basé sur un régime à 2 000 calories par jour*

Wow, ça fait beaucoup de graisses, non ? La plupart des personnes sont inquiètes lorsqu'elles voient les quantités de graisses que comporte le régime paléo. Mais n'ayez crainte, manger plus de gras ne vous fera pas mourir d'une crise cardiaque de sitôt. Surtout si vous choisissez des bonnes graisses stables et à haute densité nutritionnelle.

Jetons d'abord un coup d'œil aux raisons pour lesquelles vous devriez consommer davantage de graisses dans votre alimentation et nous regarderons ensuite quels types de graisses sont préférables avec le régime paléo.

LES SEPT RAISONS POUR LESQUELLES LES GRAISSES SONT IMPORTANTES

→ 1. Elles aident à réguler l'appétit

Les protéines consommées au cours du repas contribuent fortement à la satiété et les graisses contribuent à maintenir cette satiété pendant plusieurs heures après le repas. Ces dernières ralentissent la vitesse à laquelle les aliments malaxés dans l'estomac sont transférés dans les intestins (pour que la digestion se poursuive) et stimulent la libération de plusieurs hormones « rassasiantes », d'où un effet puissant.

Manger des repas plus gras peut donc vous aider à ne pas sentir la faim pendant au moins 4 ou 5 heures au lieu des habituelles 2-3 heures de satiété associées aux repas riches en glucides et pauvres en graisses. Beaucoup d'études montrent que le pouvoir rassasiant des lipides est si élevé qu'il favorise la perte de poids (lorsque les glucides sont réduits du même coup, tel que recommandé par le régime paléo). Si vous voulez en savoir plus sur ce point, je vous invite à vous reporter à la page 47.

➔ 2. Elles sont une source d'énergie supérieure

Comme nous l'avons dit précédemment, votre corps peut utiliser deux sources d'énergie : les glucides ou les graisses (et les corps cétoniques qui en sont dérivés, lire page 46). Les graisses, contrairement aux glucides, fournissent une meilleure source d'énergie qui dure plus longtemps (comme des grosses bûches sur un feu durent beaucoup plus longtemps que du bois de cagette).

En plus, votre corps ne peut entreposer qu'un maximum de 2 000 à 2 500 calories de glucides sous forme de glycogène dans vos muscles et votre foie alors que même une personne mince a accès à plus de 100 000 calories sous forme de graisses !

Le régime paléo peut aider votre corps à brûler plus efficacement davantage de graisses corporelles, ce qui veut dire que même si vous ne faites pas de collation ou si vous sautez un repas, vous ne serez pas affamé puisque votre corps aura la capacité de plonger dans vos réserves graisseuses plus facilement.

➔ 3. Elles sont essentielles pour l'absorption des nutriments « liposolubles »

Une grande partie des nutriments dont votre corps a besoin (vitamine A, D, E, K, acides gras oméga-3, coenzyme Q10, beta-carotène, lycopène et plusieurs autres antioxydants) sont liposolubles, c'est-à-dire qu'ils sont solubles dans les graisses mais pas dans l'eau. Manger des légumes cuits à la vapeur ou une salade avec une vinaigrette sans huile est malheureusement contre-productif. C'est comme jeter son argent par les fenêtres, ou plutôt dans les toilettes ! Sans graisses, les précieux nutriments liposolubles dont vous avez besoin et qui se trouvent dans vos légumes ne seront pas absorbés et seront excrétés dans vos selles.

Des études ont clairement montré que plus vous ajoutez du gras à vos repas, plus votre organisme absorbe les nutriments liposolubles. D'autres études ont également montré que les graisses saturées et monoinsaturées (celles encouragées par le régime paléo) sont meilleures pour promouvoir l'absorption de nutriments liposolubles comparativement aux graisses polyinsaturées qui se retrouvent dans les huiles végétales (celles qui sont évitées dans le régime paléo).

MÈRE NATURE FAIT BIEN LES CHOSES : LES ALIMENTS LES PLUS RICHES EN NUTRIMENTS SONT CEUX QUI CONTIENNENT LES BONNES GRAISSES QUI NOUS AIDENT À MIEUX LES ABSORBER !

→ 4. Les graisses sont nécessaires pour maintenir la structure de chacune de vos cellules

Chaque cellule du corps doit contenir des graisses et du cholestérol, que ce soit une cellule du cerveau, des yeux, du cœur, des poumons ou de la peau. Et la moitié des graisses incorporées dans la membrane des cellules doivent être saturées (graisses animales) pour assurer l'intégrité de la structure de vos cellules. Même si vous ne pouvez pas voir vos 100 trillions de cellules, donnez-leur ce dont elles ont besoin pour que votre corps puisse fonctionner de façon optimale !

→ 5. Les graisses contribuent au transport de substances liposolubles dans votre corps

Certaines molécules appelées lipoprotéines ont un rôle important à jouer pour transporter les nutriments liposolubles que vous mangez et les amener vers les tissus et les organes qui en ont besoin. Si vous avez trop peu de graisses dans votre alimentation, ce rôle important peut être délaissé et certaines parties de votre corps peuvent souffrir de carences nutritionnelles.

→ 6. Certaines graisses ont des propriétés particulières pour votre santé

Après avoir entendu dire pendant des années que les graisses sont des calories vides, il peut être étonnant d'apprendre toutes les raisons pour lesquelles elles sont si importantes pour votre santé. En plus d'être riches en plusieurs nutriments qu'il est difficile (et même impossible) de trouver ailleurs et de faciliter leur absorption pour qu'elles soient plus biodisponibles pour votre corps, certaines graisses ont également des propriétés spéciales pour votre santé :

- **Anti-cancérigènes** : l'acide gras linoléique conjugué est un type particulier de graisse produit par les ruminants et qui protège du cancer. Il est présent dans leur viande et dans la graisse des produits laitiers. Les meilleures sources sont le bœuf, le beurre clarifié et le beurre.
- **Anti-inflammatoires** : les oméga-3 sont bien connus pour leurs propriétés anti-inflammatoires qui peuvent aider à réduire les symptômes associés aux

maladies inflammatoires (arthrite, maladies inflammatoires de l'intestin...) et à prévenir les maladies qui peuvent être causées par un surplus d'inflammation (maladies du cœur).

- **Anti-microbiennes** : les acides gras lauriques et capriques qui se trouvent principalement dans l'huile de coco (et également dans le lait maternel humain) ont des propriétés qui peuvent vous aider à combattre les infections bactérienne et virales, les parasites et les champignons.
- **Bénéfiques pour la santé intestinale** : l'acide gras butyrique est l'une des sources de nourriture préférée des cellules de la paroi du côlon. Il semblerait même qu'il joue un rôle dans la prévention du cancer du côlon. Il se retrouve principalement dans le beurre et le beurre clarifié.
- **Parfaites pour les problèmes de vésicule biliaire et pour *booster* votre énergie** : les acides gras à chaîne moyenne sont particulièrement bénéfiques pour les personnes qui ont des problèmes de vésicule biliaire (ou celles qui se la sont fait retirer). Ces graisses retrouvées principalement dans l'huile de coco (et encore une fois dans le lait humain maternel) ne requièrent aucune digestion (ni bile ni enzymes digestives) pour être absorbées dans votre corps. Elles sont également très faciles à convertir en énergie. Certaines études montrent même qu'elles pourraient contribuer à augmenter le métabolisme de base (en vous faisant brûler davantage de calories au repos) et à faciliter la perte de poids.

→ 7. Tout a meilleur goût avec du gras !

Si vous avez besoin d'une raison de plus pour manger plus de gras, c'est son goût ! N'est-ce pas vrai que les légumes sont bien meilleurs cuits dans la graisse de canard ou servis avec du beurre ? Et une salade arrosée d'une vinaigrette préparée avec de l'huile d'olive vierge extra et du vinaigre balsamique ou accompagnée d'une mayonnaise maison est beaucoup plus agréable pour le palais ? Et que dire des choux de Bruxelles grillés au four avec du lard ? Ajouter du gras à votre alimentation est une bonne façon de bénéficier de tous les points discutés ci-dessus en plus de vous aider à consommer plus de légumes et à être plus satisfait de votre nouvelle alimentation.

LES CINQ CRITÈRES QUI FONT LA QUALITÉ DES GRAISSES

Si les huiles végétales ne sont pas un bon choix pour le régime paléo (ni pour personne d'ailleurs !), voici les graisses que vous devriez privilégier :

1. Celles qui ont fait partie de l'alimentation humaine depuis des générations
2. Celles qui ne sont pas susceptibles de s'oxyder et de devenir rances
3. Celles qui sont anti-inflammatoires (meilleur ratio oméga-3/oméga-6)
4. Celles qui vous apportent une gamme de nutriments importants pour votre santé
5. Celles qui ont bon goût

Le tableau ci-dessous liste les meilleures graisses à utiliser dans le régime paléo. Notez que certaines graisses ne sont pas appropriées pour être exposées à la chaleur.

La règle d'or pour choisir les meilleures graisses pour votre santé est d'éviter les graisses fabriquées par l'homme (les graisses *trans*, les huiles hydrogénées et les huiles végétales) et de s'en tenir aux graisses naturelles qui ont fait partie de l'alimentation de nos ancêtres pendant plusieurs générations.

CARACTÉRISTIQUES	LES BONNES GRAISSES OU SOURCES DE GRAISSES
STABLES À LA CUISSON	• Beurre (essayez la sauce hollandaise !) • Beurre clarifié • Graisse de canard • Saindoux • Huile de noix de coco (vierge et bio) • Huile de palme • Graisse des œufs, de la viande et des fruits de mer
À NE PAS FAIRE CHAUFFER	• Huile d'olive vierge extra • Avocat et olives • Noix et leurs purées, amandes, noisettes... • Mayonnaise maison et vinaigrettes (faites avec des huiles adéquates) • Huile d'avocat pressée à froid • Huile de macadamia pressée à froid

POURQUOI L'HUILE DE COCO ET L'HUILE D'OLIVE NE SONT PAS CONSIDÉRÉES COMME DES HUILES VÉGÉTALES ?

Bonne question. La réponse, c'est que ces huiles peuvent être extraites naturellement, sans chaleur qui peut détruire les nutriments et sans produits chimiques qui pourraient affecter leur stabilité.

L'huile d'olive est produite depuis au moins 3 500 ans. Des techniques rudimentaires de pressage à froid sont suffisantes pour extraire l'huile des olives, contrairement aux huiles de colza, de soja, de tournesol ou de maïs. Après tout, c'est un fruit qui est naturellement gras, contrairement au colza ou au maïs, et le simple fait de le presser permet d'extraire l'huile. C'est pour cela que la production de l'huile d'olive est si simple et pratiquée depuis des millénaires.

Il est aussi important de mentionner que l'huile d'olive pressée à froid contient plusieurs nutriments liposolubles importants pour votre santé, tels que la vitamine E et des composés antioxydants (composés phénoliques). On ne peut en dire autant des autres huiles végétales.

De plus, la principale graisse trouvée dans l'huile d'olive est de type monoinsaturé, contrairement aux graisses polyinsaturées qui sont propices à l'oxydation et au rancissement des huiles végétales. Leur ratio oméga-6/oméga-3 est aussi mieux équilibré, ce qui les rend anti-inflammatoires.

Les mêmes caractéristiques s'appliquent aux huiles d'avocat et de macadamia obtenues par pression à froid. Notez que les graisses de ces huiles sont assez stables pour supporter un peu de chaleur, mais que les chauffer favorise la destruction de leur précieuse vitamine E et des autres antioxydants liposolubles. Mieux vaut utiliser ces huiles pour faire des vinaigrettes et des mayonnaises ou encore pour verser directement sur vos légumes et salades.

AVEC TOUTES CES GRAISSES SATURÉES ET CE CHOLESTÉROL, QUID DE LA SANTÉ DE MON CŒUR ?

Il est difficile de se faire à l'idée de manger plus de protéines et de graisses animales sachant qu'elles ont un contenu élevé en graisses saturées et de cholestérol. Mais en fait, les choses en nutrition ne sont jamais noires ou blanches contrairement à ce que bien des médecins et nutritionnistes veulent nous le faire croire.

Saviez-vous que les graisses animales dont on dit habituellement qu'elles sont trop riches en graisses saturées ne contiennent en fait seulement qu'environ la moitié de leurs graisses sous forme saturée ? Le tableau suivant vous donne plus de détails. Si votre médecin ou votre nutritionniste ne vous croit pas quand vous lui montrerez ces chiffres, lancez-lui le défi de vérifier dans un tableau de composition des aliments !

GRAISSES ANIMALES	TYPES DE GRAISSES	
	SATURÉES	INSATURÉES
GRAISSE ET PEAU DE POULET	35 %	65 %
GRAISSE DE CANARD	40 %	60 %
STEAK	40-55 %	45-60 %
PORC	45-50 %	50-55 %
SAINDOUX ET LARD	40-42 %	58-60 %
BEURRE	60 %	40 %

Les graisses insaturées correspondent à la somme des graisses monoinsaturées et des graisses polyinsaturées.

Un autre argument souvent utilisé par les nutritionnistes et autres professionnels de la santé pour encourager la diminution des lipides, c'est que les graisses saturées sont dangereuses pour la santé puisqu'elles sont solides à température ambiante. L'explication : une graisse solide à température ambiante a plus de risque de boucher vos artères et de mener à une crise cardiaque. Mais saviez-vous que le brocoli et le pain étaient également solides à la température ambiante ?

Ce fait ne veut pas dire grand-chose sur les effets que ces aliments peuvent avoir sur votre santé. En plus, je suis convaincue que votre corps n'est pas à température ambiante... ou sinon vous ne seriez pas en train de lire ce livre. La science de la nutrition est complexe et essayer de trop simplifier les choses peut mener à de mauvaises recommandations alimentaires qui ne sont malheureusement pas fondées sur la science.

Mais peut-être avez-vous encore des doutes et vous demandez-vous si, bien que les graisses d'origine animale ne soient pas 100 % saturées comme vous le pensiez, la quantité de graisses saturées que la viande contient ne pourrait pas être dangereuse pour votre santé ?

Eh bien, bonne nouvelle : de récentes études ont effacé toute culpabilité associée aux graisses saturées. La raison pour laquelle un régime pauvre en graisse est devenu accepté comme étant la meilleure façon de manger est très complexe et implique beaucoup plus de politique que de science. Si vous êtes intéressé par cet aspect, je vous invite, si vous lisez l'anglais, à consulter *Good Calories, Bad Calories* de Gary Taubes, un journaliste scientifique de grande renommée. Taubes a fait pour cet ouvrage un travail méticuleux visant à retracer toute l'histoire qui a mené aux recommandations nutritionnelles actuelles. Je crois que tous les professionnels de la santé devraient le lire, tout comme *Fat-Pourquoi on grossit* du même auteur publié aux éditions Thierry Souccar (2012).

L'ÉTUDE QUI A INNOCENTÉ LES GRAISSES SATURÉES

Cette étude publiée en janvier 2010 dans l'*American Journal of Clinical Nutrition* était une méta-analyse : elle regroupait plus de 21 études menées sur les graisses saturées et la santé cardio-vasculaire. Au total, les chercheurs ont analysé les données de 347 747 volontaires suivis sur des périodes allant jusqu'à 23 ans. Au cours du suivi, 11 006 personnes ont été victimes d'une crise cardiaque ou d'un accident vasculaire cérébral (AVC). Et, surprise : aucun lien n'a été trouvé entre leur consommation de graisses saturées et leur risque d'avoir des problèmes cardio-vasculaires. Je répète : AUCUN ! En d'autres mots, quelle que soit la quantité de graisses saturées consommée, celles-ci n'ont aucune influence sur le risque de crise cardiaque ou d'AVC.

Les résultats de certaines études indiquent que de grandes quantités de graisses sont mauvaises pour la santé du cœur, mais il ne faut pas se fier seulement aux gros titres de la presse ou de la télévision. Ces études utilisent souvent des types de graisses *trans* ou polyinsaturées oxydées provenant d'huiles végétales, en plus d'ajouter beaucoup de sucre, de produits céréaliers raffinés et d'autres aliments transformés au régime testé.

RICHE EN GLUCIDES + RICHE EN MAUVAISES GRAISSES = DANGEREUX !

Il n'y a pas de doute que des aliments riches en graisses, en glucides et en ingrédients artificiels (pizza avec beaucoup de glucides provenant d'une croûte épaisse, frites cuites dans une huile végétale réutilisée pendant des semaines ou biscuits et pâtisseries fabriqués avec des huiles végétales et du sucre) sont mauvais pour la santé. Est-ce qu'on doit blâmer les graisses ? Ou est-ce la faute aux glucides et aux ingrédients artificiels ? À la nature des graisses ? À une combinaison de ces facteurs ? Ces études ne permettent pas de le savoir précisément. Mais en limitant les aliments transformés et en mangeant des graisses que je recommande dans ce livre, votre santé cardiaque n'est pas en danger.

VOUS VOULEZ PLUS DE PREUVES ?

Il y a en fait des tonnes d'études qui ont démontré dans les dernières décennies qu'un régime riche en graisses, dans le contexte d'un apport réduit en glucides, n'est absolument pas dangereux pour la santé humaine. Et même bénéfique ! Certains chercheurs, dont plusieurs faisant partie de la Société de Nutrition et Métabolisme, croient d'ailleurs que c'est la réduction de notre apport en graisses – et du coup de notre plus grande consommation de glucides – qui est responsable de la flambée de la résistance à l'insuline (syndrome métabolique, pré-diabète et diabète de type 2), de l'obésité et aussi de la hausse des triglycérides sanguins, de la baisse du « bon » cholestérol HDL et du changement dans la taille des particules de « mauvais » cholestérol LDL (les rendant plus petits et plus favorables à la formation des plaques d'athérome qui bouchent les artères).

PLUS DE GLUCIDES PROVENANT DES PRODUITS CÉRÉALIERS ET DU SUCRE ET MOINS D'ALIMENTS D'ORIGINE ANIMALE = PROBLÈMES DE SANTÉ !

CHEZ LES FEMMES

Une étude d'une durée de 20 ans publiée dans le *New England Journal of Medicine* en 2006 a montré que les femmes qui ont une alimentation riche en graisses et pauvre en glucides n'étaient pas plus à risque de maladies cardiaques. Les résultats de cette même étude montrent même que les volontaires qui mangeaient le plus de graisses – incluant les graisses saturées dont on dit qu'elles sont le diable en personne pour la santé du cœur – avaient en fait un risque *réduit* de souffrir de maladies du cœur comparativement aux femmes dont l'alimentation était pauvre en graisses et plus riche en glucides.

CHEZ LES PERSONNES OBÈSES

Bien que l'étude précédente soit une étude d'observation, des résultats similaires ont été obtenus dans des études cliniques randomisées (étude dans laquelle les volontaires sont répartis en deux groupes : témoin et expérimental). L'une d'entre elles, publiée en 2010 dans *Annals of Internal Medicine*, s'est intéressée à comparer l'effet d'un régime riche en graisses et pauvre en glucides à un régime pauvre en graisses et riche en glucides sur une période de deux ans chez des personnes obèses. Les résultats ont montré que les deux types de régimes pouvaient être efficaces pour leur faire perdre du poids, en moyenne 7 % de leur poids de départ (7 kg) lorsque l'étude s'est terminée. Bien que ces deux types de régimes opposés puissent aboutir au maintien d'une perte de poids chez des participants motivés, l'alimentation riche en graisses et pauvre en glucides (type paléo) apportait davantage d'amélioration au niveau des marqueurs de risques cardio-vasculaires. En d'autres termes, bien que les deux groupes aient perdu le même poids après deux ans, c'est le groupe qui mangeait de la manière la plus proche du régime paléo qui avait le moins de risques de souffrir de problèmes cardiaques.

CHEZ LES DIABÉTIQUES DE TYPE 2

Les régimes riches en graisses et pauvres en glucides ont également été étudiés chez des diabétiques de type 2 qui ont 2 à 4 fois plus de risque de souffrir de maladies cardio-vasculaires. Vous allez être surpris de voir que même chez des personnes très à risque, un régime riche en lipides n'est pas dangereux, bien au contraire ! Dans une étude publiée dans *Nutrition & Metabolism* en 2005, les patients qui avaient un régime très riche en graisses (cétogène) ont amélioré le contrôle de leur glycémie (taux de sucre et hémoglobine glyquée A1C) de façon significative. Et plusieurs ont pu réduire leurs médicaments pour le diabète ou même les arrêter complètement. En seulement 16 semaines, leur hémoglobine A1C est passée de 7,5 % à 6,3 % et leurs triglycérides sanguins ont été réduits de 42 % (passant de 2,7 mmol/L à 1,6 mmol/L). Le tableau page 88 vous permettra d'avoir une meilleure idée de ce que ces chiffres veulent dire. Ces résultats sont si impressionnants pour améliorer le taux de sucre des diabétiques que les chercheurs recommandent que ce genre de régime soit suivi sous supervision médicale seulement pour permettre l'ajustement des médicaments au besoin et éviter de drastiques baisses de sucre (hypoglycémies).

Beaucoup d'autres études montrent le même genre de résultats. On pourrait passer encore des pages et des pages à regarder différentes études, mais ça aboutirait au même résultat : amélioration de la glycémie, de l'obésité abdominale, des triglycérides sanguins, du « bon » cholestérol HDL et du profil de risque cardio-vasculaire.

SI LE PROBLÈME NE VIENT PAS DES GRAISSES SATURÉES ET DU CHOLESTÉROL, D'OÙ VIENT-IL?

Il y a des piles et des piles d'études qui démontrent que les graisses saturées animales et le cholestérol n'ont rien à voir avec les maladies cardio-vasculaires. Alors à qui la faute ? Il n'existe pas qu'une seule raison, mais il y a plusieurs facteurs qui peuvent jouer un rôle.

QUELQUES FACTEURS PRÉDISPOSANT AUX MALADIES CARDIO-VASCULAIRES

- Le tabagisme
- Le stress
- Une glycémie (taux de sucre) élevée (ou même légèrement élevée)
- L'inflammation
- Un excès d'oméga-6 par rapport aux oméga-3 (trop d'huiles végétales !)
- Une pression artérielle élevée
- La sédentarité (manque d'activité physique)
- Des niveaux inadéquats de vitamine D

ENCORE DES DOUTES ?

Il se peut que quelques doutes planent encore dans l'air malgré toutes les preuves de l'innocuité des lipides et des graisses saturées dans le contexte d'un régime pauvre en glucides (sans produits céréaliers ni sucre).

Il est difficile de changer sa façon de voir la nutrition du jour au lendemain, surtout si cela fait des années que vous êtes convaincu que les graisses sont mauvaises pour vous et que vous tentez d'adhérer aux recommandations nutritionnelles officielles qui vont dans ce sens.

Si vous voulez expérimenter le régime paléo en toute sérénité, je vous suggère d'évaluer différents marqueurs de risque tout de suite avant de commencer votre Défi paléo et à nouveau dans 3 à 6 mois. Utilisez le tableau situé page suivante. Un changement alimentaire de 3 à 6 mois ne peut pas vous tuer mais si vous préférez, vous pouvez d'abord consulter votre médecin, surtout si vous souffrez d'un quelconque problème de santé ou prenez des médicaments. Même si votre médecin n'est pas convaincu, probablement parce qu'il n'est pas au fait des dernières études et qu'il n'a eu que deux semaines de cours de nutrition durant sa formation, demandez-lui de vous superviser durant votre expérience.

C'est très simple. Prenez rendez-vous avec votre médecin et demandez-lui de vous prescrire une prise de sang pour mesurer les différents marqueurs de risque ci-dessous. Notez que vos niveaux de cholestérol sont loin d'être le seul indicateur de votre risque cardio-vasculaire. Pour mieux estimer votre risque, vous devez aussi considérer votre pression artérielle, votre glycémie, votre tour de taille et vos niveaux d'inflammation.

Une fois que vous avez une copie de vos résultats, commencez le **Défi 30 jours** et mangez paléo pendant 3 à 6 mois avant de refaire une prise de sang pour mesurer les mêmes marqueurs de risque.

Comparez vos résultats et vous aurez la réponse à vos questions. Ne vous attardez pas seulement sur le cholestérol mais analysez l'ensemble de vos facteurs de risque. Pour la plupart des gens, cette expérience résulte en une amélioration de leur santé et constitue la preuve que manger paléo est la meilleure option pour eux.

MES EXAMENS BIOLOGIQUES AVANT ET APRÈS

MARQUEURS DE RISQUE	C'EST QUOI ?	AVANT	APRÈS	VALEURS IDÉALES*
GLYCÉMIE À JEUN	C'est votre taux de sucre sanguin au réveil, avant le petit-déjeuner			moins de 1.10 g/L
GLYCÉMIE POST-PRANDIALE	Permet de savoir si vous normalisez efficacement votre glycémie. Il se mesure à jeun grâce à un examen appelé test de tolérance au glucose			moins de 1,4 g/L
HÉMOGLOBINE A1C	Moyenne de votre glycémie des 3 derniers mois (inutile d'être à jeun pour cet examen)			moins de 6,0 %
POIDS	Attention : ne cherchez pas forcément un poids minceur !			variable
TOUR DE TAILLE	Un tour de taille important est associé à un risque accru de développer des maladies du cœur, le diabète et d'autres maladies chroniques			femmes : moins de 90 cm hommes : moins de 100 cm
CRP	Cet indicateur reflète les niveaux d'inflammation systémique			moins de 6 mg/L
PRESSION ARTÉRIELLE	Une pression sanguine élevée vous prédispose à des problèmes cardiaques			moins de 13/9
CHOLESTÉROL TOTAL	Ce test n'est pas très utile puisqu'il est le total du bon et du mauvais cholestérol			moins de 2 g/L
TRIGLYCÉRIDES	Un taux de triglycérides élevé est mauvais pour le cœur			moins de 1,7 mmol/L
CHOLESTÉROL HDL	Habituellement appelé « bon » cholestérol			plus de 0,35 g/L
CHOLESTÉROL LDL	Appelé « mauvais » cholestérol même si l'histoire est plus complexe que ça !			moins de 1,6 g/L
VITAMINE D	Cette vitamine est importante pour maintenir une pression artérielle et une glycémie normale, indispensables à une bonne santé cardio-vasculaire			40-45 ng/mL

*Ce sont les valeurs de références habituelles mais votre médecin peut avoir des cibles différentes pour vous.

LES LÉGUMES, LES FRUITS ET LES NOIX

Avez-vous vraiment besoin de bonnes raisons de consommer plus de légumes, de fruits et de noix ? S'il y a un point sur lequel le régime paléo est en accord avec les recommandations officielles, c'est bien celui-là. Vous n'avez donc pas besoin de jeter à la poubelle tout ce que vous aviez appris sur la nutrition. Les plantes, à l'exception des produits céréaliers, des légumineuses et du sucre, devraient faire partie de quasiment tous vos repas.

Voici quelques idées de légumes que vous devriez inclure dans votre alimentation paléo :

PLANTES	EXEMPLES	PORTIONS
LÉGUMES PAUVRES EN GLUCIDES	• Légumes verts à feuilles : laitue, épinards, blettes... • Oignons, échalotes, ail, céleri... • Légumes crucifères : brocoli, chou-fleur, chou de Bruxelles, navet... • Carottes, courgettes, concombres, radis, asperges... • Courges d'hiver : courge spaghetti, citrouille, courge butternut, pâtisson... • Légumes-fruits : tomates, avocats, poivrons, aubergines...	**À volonté et pour tout le monde !** (à moins de souffrir de problèmes digestifs particuliers)
LÉGUMES RICHES EN GLUCIDES	• Racines : pommes de terre, patate douce... • Bananes plantain • Betteraves, panais, rutabaga...	**À ajuster selon votre tolérance personnelle des glucides !** (pour plus d'info, lire page 115)
FRUITS	• Pommes, poires, pêches, prunes, cerises, raisins, grenades... • Baies : fraises, framboises, myrtilles, mûres, canneberges • Fruits tropicaux : kiwis, oranges, mangues, ananas, papayes...	**À ajuster selon votre tolérance personnelle des glucides !** (pour plus d'info, lire page 115)
NOIX ET BEURRES DE NOIX	• Noix de coco* • Noix de Macadamia et noisettes • Amandes, pistaches, noix de cajou, noix du Brésil, noix de Grenoble	**À ajuster selon vos objectifs personnels !** (avec modération si vous voulez perdre du poids)

** Notez que la noix de coco ne provient pas des arbres à noix comme les autres noix, mais bien des drupes. Pour cette raison, ceux qui sont allergiques aux noix ne sont pas nécessairement allergiques à la noix de coco. Cependant, si vous avez des allergies ou intolérances alimentaires, consultez votre médecin avant d'en manger.*

Les légumes pauvres en glucides sont ceux qui présentent la plus haute densité nutritionnelle, c'est-à-dire la plus grande quantité de vitamines, minéraux et antioxydants par calorie. Ils sont suivis par les légumes riches en glucides et les fruits, et un peu plus loin par les noix (amandes, noisettes...) et purées de noix.

Mise à part leur haute densité nutritionnelle, ces aliments végétaux provenant de plantes sont aussi une bonne source de fibres et peuvent contribuer à la satiété et à une bonne santé intestinale (quoique ce ne soit pas le seul facteur important pour garder vos intestins en santé et vos selles régulières, nous le verrons).

Les plantes peuvent aussi ajouter de la variété à votre alimentation. Prenez le temps d'essayer de nouveaux légumes, racines et fruits et d'apprendre à les cuisiner pour garder votre régime paléo varié et pour assurer une gamme de nutriments la plus diversifiée possible. Sachez qu'en ajoutant des graisses de bonne qualité (lire page 75), je vous garantis que vous allez aimer les légumes ! ☺

CHAPITRE 4

MANGER PALÉO : LA MEILLEURE MANIÈRE DE FAIRE LE PLEIN DE NUTRIMENTS

Adopter une alimentation basée sur des aliments paléo permet d'apporter à l'organisme tous les nutriments dont il a besoin pour fonctionner de manière optimale.

J'espère que vous êtes maintenant rassuré de voir que le régime paléo ne vous tuera pas avec sa viande rouge, ses œufs et ses graisses saturées. Cependant, vous commencez peut-être maintenant à vous inquiéter du risque de manquer de certains nutriments.

Pour vous rassurer, nous allons faire une comparaison de la valeur nutritionnelle de trois menus :

→ **1.** Un menu correspondant à un régime **« santé »** pauvre en graisses, riche en produits céréaliers complets et quasiment végétarien (menu qui « colle » à la plupart des recommandations nutritionnelles officielles actuelles).

→ **2.** Un deuxième menu correspondant à l'**alimentation moderne courante** qui inclut des produits pauvres en graisses et aussi quelques sucreries.

→ **3.** Un troisième menu style **paléo**.

Pour faciliter les comparaisons, j'ai choisi trois menus fournissant le même nombre de calories (environ 2 000).

REPAS	MENU « SANTÉ »	MENU OCCIDENTAL MODERNE TYPIQUE	MENU PALÉO
PETIT DÉJEUNER	**Muesli aux pommes :** • 2/3 de bol de flocons d'avoine nature (mesurés sec) • 1 pomme • ½ bol de lait écrémé • Sucralose (édulcorant) et cannelle	**Céréales allégées en graisses et jus de fruits :** • 1 tasse de céréales type Frosties de Kellogg's • 1 bol de lait écrémé • 1 verre de jus d'orange	**Omelette :** • 3 œufs entiers • 1 c. à soupe de saindoux • 1 bol de chou-frisé cuit • 2 tranches de bacon • ½ avocat
DÉJEUNER	**Sandwich + crudités + yaourt :** • 2 tranches de pain complet • 1 tranche et ½ de blanc de dinde • Laitue et moutarde • 80 g de carottes râpées • 1 yaourt aux fruits allégé	**Déjeuner à la sandwicherie du coin :** • 1 sandwich au jambon • 1 canette de soda (33 cL) • 1 petit paquet de chips	**Salade-repas crémeuse :** • 2 bols de salade laitue/feuilles d'épinard cru • ½ avocat • 100 g de porc ou de poulet cuit • 1 bol de tomates cerises et de concombre • 2 c. à soupe de mayonnaise maison à l'huile d'olive
DÎNER	**Pâtes végétariennes :** • 2 bols de pâtes complètes cuites • 1 bol de sauce tomate • 40 g de mozzarella allégée	**Spaghetti :** • 1 bol de spaghettis cuits • 1 bol de sauce bolognaise • 2 c. à soupe de parmesan	**Steak/légumes :** • 1 steak de 200 g • 2 bols de légumes grillés (courgettes, poivrons et aubergines) + 1 c. à soupe d'huile d'olive extra-vierge + 1 c. à soupe de beurre
COLLATION	• 30 g d'amandes + 30 g de raisins secs + 50 g de bretzels • 1 barre de céréales • 1 orange	• 50 g de biscuits aux brisures de chocolat • 2 boules de glace à la vanille	• Aucune puisque les trois repas complets rassasient pour au moins 4-5 heures !

Maintenant, comparons la valeur nutritive de ces différents menus (tableau ci-contre). Les pourcentages indiqués pour chaque vitamine et minéral correspondent à la contribution aux besoins nutritionnels quotidiens. Vous trouverez davantage d'explications dans les pages suivantes.

NUTRIMENTS		MENU « SANTÉ »		MENU OCCIDENTAL		RÉGIME PALÉO	
MACRO	CALORIES	2 006 calories		2 024 calories		2 009 calories	
	LIPIDES	43 g	19 % des calories	68 g	30 % des calories	154 g	68 % des calories
	PROTÉINES	84 g	16 % des calories	58 g	12 % des calories	116 g	24 % des calories
	GLUCIDES	339 g	65 % des calories	202 g	59 % des calories	47 g	8 % des calories
	FIBRES	41 g	164 %	8.3 g	33 %	21 g	84 %
VITAMINES	VITAMINE A (DONT BETA-CAROTÈNE)*	14,325 UI	121 %	3,504 UI	85 %	31,446 UI	276 %
	VITAMINE D	50 UI	25 %	123 UI	61 %	8 UI	4 %
	VITAMINE E	23 UI	103 %	12 UI	54 %	26 UI	113 %
	VITAMINE C	89 mg	119 %	132 mg	176 %	253 mg	338 %
	VITAMINE B1	1,4 mg	132 %	2,3 mg	210 %	1,6 mg	143 %
	VITAMINE B2	1,8 mg	163 %	2,5 mg	229 %	1,9 mg	175 %
	VITAMINE B3	20,3 mg	145 %	27,4 mg	196 %	26,4 mg	189 %
	VITAMINE B5	5,2 mg	104 %	4,6 mg	92 %	5,0 mg	138 %
	VITAMINE B6	2,1 mg	161 %	1,8 mg	138 %	2,8 mg	213 %
	VITAMINE B12	2,9 µg	121 %	4.7 µg	197 %	5,5 µg	231 %
	CHOLINE	93 mg	17 %	153 mg	28 %	768 mg	140 %
MINÉRAUX	CALCIUM	1,186 mg	119 %	762 mg	76 %	335 mg	33%
	FER	16 mg	90 %	15 mg	83 %	12 mg	67 %
	CUIVRE	2,4 mg	265 %	1,3 mg	146 %	1,1 mg	127 %
	ZINC	13,7 mg	171 %	8,5 mg	106 %	17,2 mg	215 %
	MAGNÉSIUM	542 mg	175 %	247 mg	80 %	310 mg	80 %
	MANGANÈSE	9,3 mg	519 %	1,9 mg	105 %	1,7 mg	95 %
	SÉLÉNIUM	163 µg	297 %	90 µg	164 %	163 µg	296 %
	POTASSIUM	3,201 mg	68 %	2,979 mg	63 %	3,456 mg	74 %
	PHOSPHORE	1 772 mg	253 %	985 mg	41 %	1 253 mg	179 %

permet de combler les besoins nutritionnels quotidiens (vert)
permet de combler 75 % ou plus des besoins nutritionnels quotidiens (orange)
ne permet pas de combler les apports nutritionnels quotidiens (rouge)

Que remarquez-vous ? Le tableau montre clairement que le régime paléo (colonne de droite) est nutritionnellement adéquat et même qu'il est bien supérieur à l'alimentation « santé » (colonne de gauche), tel que nous le verrons dans la suite de l'ouvrage.

Nous avons déjà abordé le sujet des fibres et du calcium (lire pages 44 et 54). Bien que ces nutriments paraissent comme étant insuffisants dans le régime paléo, n'oubliez pas que les fibres ne sont pas le seul facteur important pour prévenir la constipation et que le calcium n'est pas la seule chose à considérer lorsqu'on parle de santé osseuse.

Parlons maintenant un peu plus des différences observées entre les menus. Essayons de trouver la raison pour laquelle le régime paléo est la meilleure façon de manger, non seulement si vous voulez vous sentir bien, perdre du poids et éviter les maladies chroniques, mais aussi pour fournir à votre organisme tous les nutriments dont il a besoin pour fonctionner de manière optimale.

REMARQUE : si on ajoutait des menus de régime tels que Weight Watchers ou ceux utilisant des suppléments alimentaires comme Slim-Fast ou Herbalife, il y aurait beaucoup de rouge dans le tableau (beaucoup de nutriments pour lesquels l'apport est insuffisant ce qui augmente les risques de développer des carences nutritionnelles).

UNE NOTION TROP SOUVENT OUBLIÉE PAR LES NUTRITIONNISTES : LA QUALITÉ DES ALIMENTS

La table des valeurs nutritionnelles utilisée pour faire les calculs des teneurs en nutriments des différents menus ne prend malheureusement pas en considération la qualité des aliments. Cela fait pourtant une grande différence. Par exemple, il n'est pas fait de distinction entre des œufs de poules en liberté et des œufs de poules en cage, entre de la viande d'animaux élevés en liberté dans des pâturages et de la viande d'animaux nourris aux grains, entre de l'huile d'olive extra-vierge et de l'huile d'olive de basse qualité, entre du beurre de vache nourrie à l'herbe et du beurre de vache nourrie aux granulés, ou encore des légumes biologiques et des légumes conventionnels. Nous savons pourtant que la valeur nutritionnelle des aliments de qualité surpasse de loin celle des aliments de moins bonne qualité.

Par exemple, la viande et la graisse des produits laitiers issues de ruminants de pâturage ainsi que les œufs de poules en liberté sont plus riches en acides gras oméga-3, vitamine A, vitamine D, vitamines du complexe B et autres nutriments importants (acide linoléique conjugué, lutéine, zéaxanthine...) comparativement à celles qui viennent des élevages industriels. L'huile d'olive extra-vierge contient plus de vitamine E et d'antioxydants liposolubles comparativement à l'huile d'olive raffinée. Certaines études indiquent que les légumes issus de l'agriculture biologique sont plus riches en minéraux que les légumes conventionnels : + 125 % pour le potassium, + 118 % pour le magnésium, + 73 % pour le fer, + 63 % pour le calcium, + 90 % pour le phosphore et + 60% pour le zinc. La qualité des aliments que vous choisissez peut faire une grande différence.

Contrairement aux autres régimes, le régime paléo n'est pas restrictif : vous n'allez pas limiter vos calories ou compter les grammes de gras que vous mangez. Vous allez juste éviter les aliments transformés et choisir des aliments naturels de qualité qui vous apporteront exactement ce dont vous avez le plus besoin.

C'est aussi simple que ça !

L'ENRICHISSEMENT DES CÉRÉALES EN VITAMINES ET MINÉRAUX : UNE ABERRATION

L'autre facteur important à considérer lorsque l'on compare la valeur nutritive de différents menus, c'est la source des nutriments. Par exemple, la plupart des vitamines du groupe B et des minéraux de l'alimentation de type « santé » (conseillée par les autorités sanitaires) ne proviennent pas naturellement des aliments mais plutôt de l'enrichissement des aliments glucidiques (produits transformés enrichis, céréales du petit déjeuner...) avec des vitamines et des minéraux. (C'est d'ailleurs la preuve que les industriels savent que les produits céréaliers présentent une faible densité nutritionnelle et manquent naturellement de plusieurs nutriments.) Mais est-ce que la version synthétique ou isolée de ces nutriments agit vraiment de la même façon que la version naturelle ? La réponse est : non dans la plupart des cas.

Par exemple, la plupart des aliments industriels enrichis en vitamine D contiennent la forme de vitamine D la moins efficace et la moins bien utilisée dans le corps humain (c'est-à-dire la vitamine D2 au lieu de la vitamine D3).

Autre exemple : celui du fer. L'anémie est un problème très fréquent, surtout chez les femmes en âge de procréer et chez les végétariens. Une anémie peut être présente chez ces derniers même lorsqu'ils consomment beaucoup de produits céréaliers complets et enrichis en fer et/ou des suppléments de fer de façon régulière. Comment expliquer cette apparente contradiction ?

Les céréales du petit déjeuner ont beau être souvent enrichies en fer, elles contiennent, comme nous l'avons vu précédemment, des anti-nutriments qui empêchent l'absorption de la plupart de ce fer (lire page 18). En plus, ce fer se trouve sous forme non-héminique (fer d'origine végétale), une forme qui ne permet pas une bonne absorption par l'organisme (pour rappel, le fer héminique vient des produits animaux et est beaucoup plus facile à absorber et à utiliser que le fer d'origine végétale). Donc même si l'alimentation « santé » est en apparence plus riche en fer que le régime paléo, il faut garder à l'esprit que ce fer ne sert pas à grand-chose. Dans le régime paléo, la qualité du fer et l'absence d'anti-nutriments peuvent réellement vous aider à vaincre l'anémie (je peux en témoigner personnellement et plusieurs autres personnes de mon entourage aussi !). En plus, le régime paléo contient beaucoup plus de vitamine C (près de trois fois plus !) qui augmente l'absorption du fer de vos aliments.

LE PROBLÈME DE L'ABSORPTION DES VITAMINES

Bien qu'une alimentation conforme aux recommandations officielles paraisse adéquate en termes d'apports en vitamines et minéraux (en tout cas sur le papier), la réalité est tout autre. En effet, ces chiffres ne prennent pas en compte la biodisponibilité des nutriments. Comme nous venons de le voir, les produits céréaliers sont riches en anti-nutriments qui rendent la plupart de ces minéraux, principalement le calcium, le magnésium, le zinc et le fer, inaccessibles à votre corps. Les minéraux sont dans les aliments et passent dans votre système digestif, mais ils sont éliminés dans la cuvette de vos toilettes. D'où l'importance de ne pas se fier qu'aux chiffres.

En fait, il faudrait inventer un nouveau système de tableau de composition des aliments qui prenne en considération les anti-nutriments. Malheureusement, ce tableau n'existe pas encore...

Le mieux, c'est de manger paléo. Avec ce régime, vous pouvez être assuré que vous allez absorber une plus grande partie des minéraux que vous mangez grâce à l'absence quasi-totale d'anti-nutriments !

LE CAS PARTICULIER DE LA VITAMINE A

Le logiciel utilisé pour comparer les apports nutritionnels des différents menus (celui que j'ai utilisé pour le tableau de la page 93) prend pour acquis que le bêta-carotène est équivalent à la vitamine A (rétinol). Mais est-ce vraiment le cas ?

Le bêta-carotène se retrouve dans les aliments d'origine végétale, tels que les carottes, les légumes verts à feuilles et le melon, alors que la vitamine A ne se trouve que dans les aliments d'origine animale (viande, foie, œufs) et les lipides des produits laitiers. Il est vrai de dire que le bêta-carotène peut être converti en vitamine A, mais faux de penser que vous pouvez obtenir toute votre vitamine A à partir de bêta-carotène.

Bien que ce dernier ait des rôles importants à jouer dans votre corps, vous devez également consommer de la vitamine A de façon régulière pour votre système immunitaire, la santé de votre peau, votre vision et votre santé osseuse. Les études montrent que moins de 5 % du bêta-carotène que vous absorbez peut être converti en la forme active de vitamine A (rétinol) dont votre corps a besoin. Le pourcentage est encore plus faible ou même nul pour une grande partie de la population qui présente certains problèmes de santé.

Dans le régime paléo, la majorité de la vitamine A vient véritablement de la forme la plus active et biodisponible de vitamine A, alors que la majorité de la vitamine A des autres menus se trouve malheureusement sous la forme moins utilisable de bêta-carotène.

LE FOIE, UNE VÉRITABLE MULTIVITAMINE NATURELLE

Ajouter du foie à son alimentation 1 à 2 fois par semaine est une excellente manière d'entretenir ou de reconstituer ses réserves de fer (et ses niveaux de ferritine). La plupart des gens grimacent en entendant le mot « foie ». Sachez que c'était pourtant la partie la plus prisée des animaux chassés par nos ancêtres. Ils connaissaient la sagesse de Mère Nature et réservaient même les plus grosses portions de cet organe aux femmes enceintes sachant instinctivement l'importance de la nutrition pour la santé de leurs bébés durant cette période cruciale de leur développement.

En plus du fer, le foie est riche en nutriments liposolubles (vitamines A, D, E et K), choline, vitamines du groupe B et plusieurs minéraux. Choisissez-le toujours issu d'animaux élevés dans de bonnes conditions (pâturages).

Le régime paléo met l'accent sur l'importance de manger les différents morceaux de l'animal, pas seulement ceux provenant des muscles mais aussi tous les abats (cœur, ris, rognons, tripes...). Les abats ont une densité nutritionnelle encore supérieure à la viande à des prix généralement plus abordables. En plus, intégrer toutes les parties de l'animal dans votre alimentation est une bonne façon de respecter les animaux qui ont donné leur vie pour vous nourrir.

VOUS AVEZ BESOIN DE GRAS POUR MIEUX ABSORBER LES VITAMINES !

En plus d'être difficile à convertir en vitamine A, une grande partie du bêta-carotène apporté par l'alimentation telle que recommandée par les autorités sanitaires ne sera même pas absorbée dans votre corps. Pourquoi ? Parce que le bêta-carotène est un des nutriments dit « liposolubles » (solubles dans le gras). En d'autres termes, vous avez besoin de gras dans vos aliments pour l'absorber correctement. Autres exemples de nutriments liposolubles : les vitamines D, E et K, le lycopène, la coenzyme Q10 et une variété d'autres antioxydants.

Des études publiées en 2004 et 2006 dans l'*American Journal of Clinical Nutrition* montrent clairement que ces nutriments sont faiblement absorbés si vous les consommez sans graisses. Manger une salade avec une vinaigrette allégée ou ses légumes à la vapeur sans beurre ni huile est un véritable gaspillage car vous ne pourrez même pas absorber la plupart des précieux nutriments qui s'y trouvent. Une autre étude parue en 2000 dans le journal *Lipids* montre que la nature de ces graisses fait une différence aussi. Les graisses polyinsaturées qui se trouvent dans les huiles végétales ne sont apparemment pas très efficaces pour absorber des nutriments liposolubles, donc ne choisissez pas une vinaigrette à l'épicerie ou n'utilisez pas de margarine pour essayer de mieux les absorber. Choisissez plutôt du beurre clarifié ou des huiles d'olive ou de coco (lire page 75).

UN MOT SUR LA VITAMINE SOLEIL

Les trois menus comparés précédemment ne fournissent pas assez de vitamine D. Pourquoi ? Tout simplement parce qu'il est impossible d'en obtenir suffisamment par la nourriture. Même si vous buvez trois à quatre verres de lait par jour vous apportant chacun 40 % des apports journaliers, vous n'en n'aurez pas assez. En effet, la valeur de ces apports est désuète. En vous y fiant, vous risquez d'être carencé en vitamine D. (Notez que la majorité de la vitamine D du lait est ajoutée, elle n'y est pas présente naturellement, en tout cas pas dans ces quantités.)

On peut synthétiser la vitamine D à partir des rayons du soleil, mais seulement durant les courts mois d'été. Et seulement si vous avez la peau pâle, si vous n'utilisez pas de crème solaire, êtes jeune et n'avez pas de problèmes de santé. Finalement, on synthétise naturellement de la vitamine D... assez peu souvent !

Tout le monde devrait avoir ses niveaux sanguins de vitamine D mesurés régulièrement et presque tout le monde devrait utiliser des suppléments de vitamine D pour maintenir ses niveaux de vitamine D dans des valeurs idéales, peu importe le régime que vous suivez.

Plusieurs chercheurs pensent en effet que des bas niveaux sont associés à la fréquence du diabète de type 1 et de la sclérose en plaques.

Les valeurs de référence actuellement recommandées par la plupart des nutritionnistes et médecins correspondent à 600 unités internationales (UI) pour les adultes, mais plusieurs experts pensent aujourd'hui qu'un apport de 5 000 UI par jour est optimal pour la plupart des personnes. Ceux qui ont des problèmes de santé particuliers peuvent avoir besoin de doses plus importantes. Votre dosage devrait être ajusté selon vos niveaux sanguins de vitamine D (calcitriol ou 25-dihydroxyvitamine D).

L'ÉQUILIBRE OMÉGA-6/OMÉGA-3 POUR LUTTER CONTRE L'INFLAMMATION

Une autre limitation de la comparaison nutritionnelle entre le menu « santé » et le menu paléo est qu'elle ne nous donne malheureusement pas les détails du ratio oméga-6 / oméga-3. Les oméga-6 et les oméga-3 sont deux types de graisses qui sont essentielles pour votre santé, mais vous devez les obtenir dans les bonnes proportions. Trop d'un et pas assez de l'autre peut en effet affecter votre santé. C'est toujours une question d'équilibre. C'est comme dans une mayonnaise. Vous avez besoin d'un jaune d'œuf et d'huile dans les bonnes proportions. Trop d'un et pas assez de l'autre et la recette sera gâchée.

Un des problèmes de l'alimentation occidentale moderne, c'est que les huiles végétales (tournesol, maïs, soja...) riches en oméga-6 et relativement pauvres en oméga-3 ont remplacé les graisses présentant un bon rapport oméga-6/oméga-3, telles que les graisses animales (poisson, viande et beurre) des animaux nourris dans de bonnes conditions. Rappelez-vous que, même si vous n'utilisez pas d'huiles végétales vous-même, elles peuvent se retrouver dans vos céréales du petit déjeuner, vos barres de céréales, vos sauces industrielles, vos chips, vos biscuits, vos pizzas et tout autre aliment emballé. En plus, la plupart des Occidentaux consomment trop peu d'oméga-3 parce qu'ils oublient de manger leurs 2 à 3 portions hebdomadaires de poissons, ce qui déséquilibre encore davantage le ratio oméga-6/oméga-3.

Résultat : les apports en oméga-6 sont 15 à 20 fois plus importants que les apports en oméga-3, avec un ratio oméga-6/oméga-3 frôlant les 15 à 20 pour 1. Trop d'oméga-6 crée plus d'inflammation dans votre corps. Et l'inflammation est un des mécanismes contribuant au développement ainsi qu'aux très désagréables symptômes de plusieurs maladies chroniques, telles que les maladies du cœur, le diabète, l'ostéoporose, le cancer et plusieurs maladies auto-immunes telles que l'arthrite rhumatoïde et la spondylarthrite ankylosante.

QUEL EST LE RATIO OMÉGA-6/OMÉGA-3 IDÉAL ?

Nos ancêtres chasseurs-cueilleurs ont toujours un ratio se situant autour de 1 pour 1 ou 2 pour 1. En d'autres mots, nous devons consommer beaucoup moins d'oméga-6 et un peu plus d'oméga-3. Le régime paléo peut vous aider à équilibrer votre ratio oméga-6/oméga-3 pour réduire l'inflammation dans votre corps et prévenir des maladies chroniques des sociétés modernes (ou du moins mieux les contrôler si vous en souffrez déjà).

RÉGIME	RATIO OMÉGA-6/OMÉGA-3	
OPTIMAL	entre 4:1 et 5:1	Jusqu'à 5 fois plus d'oméga-6 que d'oméga-3
OCCIDENTAL MODERNE	entre 15:1 et 20:1	15 à 20 fois plus d'oméga-6 que d'oméga-3

QUAND UN COMPLÉMENT D'OMÉGA-3 EST NÉCESSAIRE

Le régime paléo comporte beaucoup de poisson, de viande de qualité et d'œufs de poules élevées en plein air ; il apporte donc des oméga-3 de bonne qualité (appelés EPA et DHA) en quantité adéquate. Cependant, si vous consommez peu ou pas de poisson (parce que vous ne l'aimez pas par exemple) et/ou si n'avez pas accès à des produits animaux de qualité, vous pourriez manquer de ces précieux oméga-3.

Pour y remédier, il est possible d'avoir recours à un complément d'oméga-3... mais pas n'importe lequel ! Choisissez des compléments fabriqués à partir d'huile de poissons pêchés avec des techniques respectueuses de l'environnement (pêche durable) et ne contenant pas de contaminants (mercure notamment). Le complément Mix Alpha 3 des laboratoires Synergia répond à ces critères mais il en existe probablement d'autres.

Assurez-vous également que ces produits ont été conservés dans de bonnes conditions au frais et à l'abri de la lumière. Renseignez-vous après de votre pharmacien.

Vous avez probablement entendu dire que les graines de lin ou l'huile de colza étaient riches en oméga-3.

Malheureusement, les oméga-3 végétaux (appelés ALA) ne sont pas équivalents à ceux d'origine animale (EPA et DHA). En effet, pour être utilisés par l'organisme, les oméga-3 végétaux ALA doivent d'abord être transformés par les cellules du corps. Or seule une petite partie de ces oméga-3 est réellement convertie. Les oméga-3 EPA et DHA sont en revanche immédiatement utilisables par le corps. C'est pour cela qu'ils doivent être privilégiés.

Maintenant que tous les doutes quant à la capacité du régime paléo à vous fournir tous les nutriments dont vous avez besoin ont été dissipés (et que vous comprenez que c'est la meilleure façon de manger pour la plupart d'entre nous), voyons comment le mettre en œuvre.

CHAPITRE 5

EN PRATIQUE : LE « DÉFI PALÉO 30 JOURS »

Le meilleur moyen de savoir si l'alimentation paléo est faite pour vous est de se lancer. Mais pas n'importe comment. Suivez le guide !

Comment appliquer les principes de la nutrition paléo dans votre vie quotidienne ? Comment faire en sorte que cette façon de manger puisse vous aider à vous sentir mieux, plus mince ou mieux protégé contre les maladies chroniques ? Essayons d'y voir plus clair.

VOTRE MISSION : TENTER LE TOUT POUR LE TOUT !

Certaines personnes préfèrent commencer tranquillement en réduisant leur consommation de produits céréaliers et de produits laitiers et en augmentant les légumes, puis continuer dans un deuxième temps en améliorant la qualité des graisses. D'autres préfèrent adopter une approche repas par repas, en changeant d'abord le petit déjeuner, puis le déjeuner et finalement le dîner pour les rendre paléo un à un. Mon approche préférée pour faire une transition vers une nouvelle alimentation est d'y aller le tout pour le tout, tel qu'expliqué dans le Défi 30 jours que je détaille à la page suivante.

Même si c'est peut-être un peu plus difficile au départ, c'est selon moi la méthode la plus efficace pour savoir rapidement si manger paléo vous convient. C'est un peu comme enlever un pansement adhésif : préférez-vous y aller doucement et souffrir faiblement mais pendant plus de temps ? Ou êtes-vous plutôt du type à l'arracher le plus rapidement possible, malgré la douleur, c'est vrai un peu plus intense au début, mais qui dure moins longtemps ? Il n'y a pas de bonne réponse à cette question.

Cependant, l'avantage du Défi 30 jours est qu'en un mois, vous allez apprendre beaucoup de choses sur la relation intime qu'entretiennent votre alimentation et votre santé. C'est une expérience qui en vaut vraiment la peine. Et après tout, qu'avez-vous vraiment à perdre ?

Faire le Défi 30 jours, ce n'est pas s'engager à manger paléo à vie. C'est comme essayer une nouvelle voiture chez le concessionnaire avant de l'acheter : le but est simplement de voir si elle vous convient et comment vous vous sentez à son volant.

C'est la même chose avec l'alimentation. Ne croyez pas ceux qui vous disent que vous devez manger d'une façon ou d'une autre, expérimentez vous-même ! Et n'ayez crainte : la garantie vous permet, si vous le désirez, de revenir à vos anciennes habitudes alimentaires, mais bien sûr seulement après les 30 jours !☺

L'important est de s'assurer de faire les choses de façon rationnelle pour pouvoir en tirer quelque chose.

La suite du livre va vous dire tout ce qu'il y a à savoir pour commencer votre expérience paléo.

LE DÉFI 30 JOURS

Le Défi 30 jours est le plus beau cadeau que vous puissiez vous faire puisqu'il peut vous aider à trouver VOTRE meilleure façon de manger. Mais il faut absolument que vous soyez – en plus d'être convaincu – profondément motivé. Si vous avez des difficultés à l'être, pesez le pour et le contre du tableau ci-contre. Je suis convaincue que la balance penchera définitivement du côté des « pour » ! ☺

LES POUR (TOUS LES BÉNÉFICES QUE VOUS POURRIEZ OBTENIR D'ICI 30 JOURS !)	LES CONTRE (LES DIFFICULTÉS QUE VOUS POURRIEZ RENCONTRER)
• Réduire ou éliminer vos fringales • Réduire ou éliminer votre attirance pour le sucre • Enfin mieux contrôler votre faim et votre appétit • Stabiliser votre glycémie, que vous ayez ou non un diabète, et par conséquent stabiliser vos niveaux d'énergie au cours de la journée • Perdre du poids et réduire votre masse grasse (si nécessaire) • Améliorer votre santé cardio-vasculaire • Améliorer votre pression sanguine • Mieux contrôler une ou plusieurs maladies auto-immunes si vous en souffrez (hypothyroïdie, arthrite, maladie cœliaque, sclérose en plaques, syndrome des jambes sans repos, vitiligo, lupus, maladies inflammatoires de l'intestin...) • Améliorer votre santé intestinale (moins de flatulence, de ballonnements, de constipation et de diarrhée) • Passer moins de temps dans les supermarchés (puisque vous n'aurez presqu'aucune étiquette à lire et seulement les rayons frais à visiter !) • Découvrir de nouveaux aliments • Épater vos amis, vos collègues et votre famille (« Mais comment tu as fait ?? »)	• Être en manque de vos aliments favoris • Être obligé de poser des questions sur la préparation des plats si vous mangez au restaurant • Devoir dire « non merci » lorsqu'on vous offre des aliments qui ne sont pas paléo (repas en famille, entre amis ou au travail) • Devoir rencontrer votre médecin pour avoir son approbation • Possibilité d'expérimenter des effets secondaires désagréables durant les premiers jours (fatigue, maux de tête, étourdissements ou irritabilité, lire page 123)

Il y a beaucoup plus de « pour » que de « contre », surtout que la plupart des « contre » ne sont pas si difficiles à affronter comparativement à tous les incroyables bénéfices !

METTEZ TOUTES LES CHANCES DE VOTRE CÔTÉ

Les trois étapes suivantes sont importantes pour augmenter vos chances de succès dans le prochain mois. C'est un préalable indispensable pour que votre expérience porte au maximum ses fruits.

→ 1. Assurez-vous du soutien de votre entourage

Parlez de votre Défi 30 jours, partagez l'information que vous avez sur le régime paléo et recommandez ce livre à vos amis, votre famille ou à vos collègues. Le simple fait de faire connaître vos intentions à votre entourage peut vous aider à vous sentir plus responsable lors de votre Défi paléo. Encore mieux : essayez de trouver des personnes qui voudrez faire le Défi avec vous. Il est beaucoup plus facile de faire des changements dans ses habitudes de vie, quelles qu'elles soient, si vous vous sentez soutenu ou si quelqu'un de proche passe par les mêmes étapes et peut vous comprendre. Faire le Défi 30 jours à deux ou plus peut également vous aider à trouver des idées de repas, à cuisiner, à être accompagné lorsque vous faites vos courses, à échanger des trucs et des astuces.

REJOIGNEZ UNE COMMUNAUTÉ

Si vous n'arrivez pas à convaincre les gens de votre entourage de faire le Défi 30 jours avec vous, vous pouvez rejoindre une communauté en ligne. Il y a maintenant, sur les réseaux sociaux, de plus en plus de forums et de groupes que vous pouvez rejoindre pour vous sentir moins seul et trouver de l'inspiration et de la motivation quotidienne.

→ 2. Faites le ménage dans votre cuisine

Faire le Défi 30 jours avec des boîtes de céréales du petit déjeuner, de biscuits ou de pâtes alimentaires dans vos armoires ou sous votre nez, ce n'est pas forcément facile. Mettez toutes les chances de votre côté en éliminant de votre environnement le maximum de tentations, au moins chez vous où vous avez le contrôle. Jetez ou donnez tous les aliments qui ne répondent pas aux critères des « vrais aliments naturels » : crème glacée, biscuits, muffins, pain, biscuits apéritif, bretzels, chips, frites congelées, sauces en bocal, pizzas congelées, pâtes alimentaires, barres de céréales, steaks de soja, etc.

Si vous ne voulez pas vous en débarrasser, mettez-les dans une boîte fermée. L'avantage des aliments transformés est qu'ils ne se perdront pas durant les prochains 30 jours puisqu'ils ont une date de conservation très longue ! Pour les aliments congelés, trouvez une boîte plus petite et gardez-la dans votre congélateur.

Si vous habitez avec d'autres personnes qui ne désirent malheureusement pas vous suivre dans votre Défi 30 jours, assurez-vous que leurs aliments transformés se trouvent dans une armoire spécifique que vous n'ouvrez pas durant cette période. Loin des yeux, loin du cœur... et de la bouche ! Faites la même chose avec les aliments dans le réfrigérateur en les plaçant dans un coin particulier et en les cachant avec un carton pour ne pas les voir.

→ 3. Faites le plein d'aliments paléo

Cette étape est l'une des plus cruciales. Vous ne devez garder que des aliments de bonne qualité nutritionnelle sous la main. Faites des provisions de légumes, de fruits, de noix, de noisettes, d'olives.... Procurez-vous de la viande, des œufs, de la volaille, du poisson et des fruits de mer et assurez-vous d'avoir de bonnes quantités de beurre, d'huile de coco, d'huile d'olive et des avocats par exemple. N'oubliez pas les herbes, le sel non raffiné, les épices, les vinaigres, les citrons et les sauces sans sucre ni glutamate monosodique pour faire passer vos repas de « simplement bons » à « délicieux ».

Vous trouverez à la page 112 un tableau listant les produits paléo à avoir chez soi et qui peut vous servir de base pour faire vos listes de courses.

ÉTABLISSEZ VOTRE POINT DE DÉPART

Si vous vous donnez la peine de faire le Défi 30 jours, c'est que vous voulez être capable d'avoir tous les outils nécessaires pour évaluer si cette façon de manger vous convient, non ?

Sur une feuille de papier, sur votre calendrier ou dans un fichier Excel, notez votre poids de départ. Ensuite, cachez votre balance et ne vous pesez pas avant la fin du défi. Cette étape est cruciale ! Résistez à la tentation de vous peser durant les quatre prochaines semaines.

N'oubliez pas d'inscrire vos mesures corporelles car le poids sur la balance ne donne pas une bonne idée de la distribution entre muscles et graisses. Mesurez-vous (ou demandez l'aide de quelqu'un) au niveau de la poitrine, de la taille, des hanches, des cuisses, des mollets et des bras. Vous pouvez également prendre une photo de vous « avant », idéalement en maillot de bain ou avec le moins de vêtements possible, pour voir les changements sur votre composition corporelle qui ne sont pas visibles sur la balance. Le tableau ci-dessous récapitule tous les indicateurs à comparer « avant/après ».

Si vous le pouvez, allez chez votre médecin pour avoir une prise de sang « avant » (voir les différents marqueurs à mesurer page 88). Et utilisez le tableau ci-dessous pour évaluer d'autres aspects de votre santé qui pourraient changer durant le Défi 30 jours.

CHOISISSEZ UNE DATE

Voulez-vous commencer demain, la semaine prochaine ou au début du mois prochain ? N'attendez pas trop longtemps et fixez une date pas trop éloignée pour commencer votre Défi 30 jours. Veillez à vous laisser assez de temps pour vous préparer, autant dans votre cuisine que dans votre tête. Une fois décidé, encerclez la date sur votre calendrier et commencez le décompte.

Oups ! Vous venez de réaliser que c'est votre fête ce mois-ci ? C'est la Saint-Valentin, Pâques ou une quelconque autre occasion spéciale où on a tendance à se goinfrer d'aliments riches en sucre ? N'attendez pas le moment parfait car celui-ci n'existe pas !

Si vous parvenez à faire votre défi ce mois-ci malgré un événement spécial, vous n'en serez que plus fort et aurez plus de chance de parvenir à maintenir durablement vos nouvelles habitudes alimentaires.

CRITÈRES À ÉVALUER	AVANT	APRÈS
POIDS	Poids avant :	Poids après : ....
MESURES CORPORELLES (EN CM)	Poitrine : .... Taille : .... Hanches : .... Cuisses : .... Mollets : .... Bras :	Poitrine : .... Taille : .... Hanches : .... Cuisses : .... Mollets : .... Bras : ....

CRITÈRES À ÉVALUER	AVANT	APRÈS
PHOTO DE VOUS EN MAILLOT DE BAIN		
ÉNERGIE	**Encerclez votre niveau d'énergie habituel** (1 = doit rester au lit et 10 = pète le feu! ☺) 1 2 3 4 5 6 7 8 9 10 **Souffrez-vous... ?** ☐ De difficultés de concentration ☐ De fatigue en milieu d'après-midi ☐ De fatigue après les repas	**Encerclez votre niveau d'énergie habituel** (1 = doit rester au lit et 10 = pète le feu! ☺) 1 2 3 4 5 6 7 8 9 10 **Souffrez-vous... ?** ☐ De difficultés de concentration ☐ De fatigue en milieu d'après-midi ☐ De fatigue après les repas
PEAU	**Souffrez-vous de... ?** ☐ Acné ☐ Eczéma ☐ Peau sèche ☐ Asthme	**Souffrez-vous de... ?** ☐ Acné ☐ Eczéma ☐ Peau sèche ☐ Asthme
DIGESTION	**Souffrez-vous de... ?** ☐ Constipation ☐ Diarrhée ☐ Flatulence ☐ Ballonnements ☐ Douleur ☐ Reflux gastriques	**Souffrez-vous de... ?** ☐ Constipation ☐ Diarrhée ☐ Flatulence ☐ Ballonnements ☐ Douleur ☐ Reflux gastriques
AUTRES	**Souffrez-vous de... ?** ☐ Arthrite ☐ Dépression ☐ Insomnie Autres : ☐ .... ☐	**Souffrez-vous de... ?** ☐ Arthrite ☐ Dépression ☐ Insomnie Autres : ☐ .... ☐ ....
NOTES		

MISE EN GARDE : N'oubliez pas d'abord de consulter votre médecin si vous souffrez de diabète, surtout si vous prenez des médicaments ou de l'insuline pour contrôler votre taux de sucre. Les personnes qui prennent des médicaments pour leur pression artérielle ou tout autre médicament devraient aussi s'assurer d'avoir l'approbation et le soutien de leur médecin car le Défi 30 jours peut considérablement réduire votre besoin de prendre ces médicaments. La plupart des personnes doivent réduire leur dose dans les premiers jours ou premières semaines, mais ces modifications des dosages doivent être faites seulement sous supervision médicale. Si vous souffrez ou avez déjà souffert de problèmes du comportement alimentaire (boulimie), commencez avec le niveau le moins restrictif. Manger plus de lipides et de nutriments liposolubles de même que suffisamment de protéines peut aider à stabiliser la chimie du cerveau et à bâtir une relation plus saine avec les aliments. Consultez tout de même votre médecin d'abord.

CHOISISSEZ LE NIVEAU DE VOTRE DÉFI

Maintenant, vous êtes prêt à passer aux choses concrètes : choisir votre niveau de Défi paléo. Vous pouvez comparer les trois différents niveaux que je vous suggère ci-dessous et décider lequel est le plus approprié à votre situation. L'idéal est de ne pas changer en cours de route. Alors prenez le temps de bien choisir.

DÉFI 30 JOURS	NIVEAU 1 « SUISSE PALÉO »	NIVEAU 2 « PALÉO STANDARD »	NIVEAU 3 « PALÉO STRICT »
POUR QUI ?	• Pour les débutants Permet d'enlever les aliments les plus problématiques pour la santé et la ligne tout en laissant de la flexibilité (maintien des produits laitiers)	• Pour les débutants qui veulent passer à la vitesse supérieure (notamment ceux qui veulent savoir si les produits laitiers sont problématiques) • Pour se détoxifier • Pour briser un plateau de perte de poids	• Pour ceux qui ont des problèmes digestifs, une maladie auto-immune ou quelconque autre problème de santé • Pour accélérer la perte de poids ou briser un plateau

DÉFI 30 JOURS	NIVEAU 1 « SUISSE PALÉO »	NIVEAU 2 « PALÉO STANDARD »	NIVEAU 3 « PALÉO STRICT »
À ÉVITER	• **Produits céréaliers** (pains, pâtes, biscuits…) • **Protéines végétales** (légumineuses, soja et arachides) • **Sucre et sucreries** • **Aliments industriels** contenant des additifs (plats préparés, pizzas, pâtés industriels, etc.) • **Boissons alcoolisées** contenant du gluten et du sucre (bière, cocktails…)	• **Produits céréaliers** (pains, pâtes, biscuits…) • **Protéines végétales** (légumineuses, soja et arachides) • **Produits laitiers** • **Sucre et sucreries** • **Aliments industriels** contenant des additifs (plats préparés, pizzas, pâtés industriels, etc.) • **Alcool contenant du gluten et du sucre** (bière, cocktails…)	• **Produits céréaliers** (pains, pâtes, biscuits…) • **Protéines végétales** (légumineuses, soja et arachides) • **Produits laitiers** • **Sucre et sucreries** • **Aliments industriels** contenant des additifs (plats préparés, pizzas, pâtés industriels, etc.) • **Tout type d'alcool** • **Thé noir, café et chocolat noir** • **Toute catégorie additionnelle qui s'applique** (voir page 115)
À PRIVILÉGIER	• **Protéines animales** • **Bonnes graisses** (huile d'olive, graisse de canard, saindoux, huile de coco, avocat, beurre, etc.) • **Légumes, fruits, noix, noisettes, amandes…** • **Assaisonnements** (sel non raffiné, poivre, herbes fraîches ou séchées, épices…) • **Produits laitiers**	• **Protéines animales** • **Bonnes graisses** (huile d'olive, graisse de canard, saindoux, huile de coco, avocat, beurre, etc.) • **Légumes, fruits, noix, noisettes, amandes…** • **Assaisonnements** (sel non raffiné, poivre, herbes fraîches ou séchées, épices…)	• **Protéines animales** • **Bonnes graisses** (huile d'olive, de coco, avocat, beurre, graisse de canard, etc.) • **Légumes, fruits, noix, noisettes, amandes…** • **Assaisonnements** (sel non raffiné, poivre, herbes fraîches ou séchées, épices…)
À LIMITER	• **Les aliments qui semblent vous causer des problèmes** (voir tableau page 115)	• **Les aliments qui semblent vous causer des problèmes** (voir tableau page 115) • **Vins et alcools** sans gluten et sans sucre • **Thé et café** (à consommer sans sucre) • **Chocolat noir**	• **Les aliments qui semblent vous causer des problèmes** (voir tableau page 115) • **Légumes riches en glucides** (patates douces, plantain…) • **Fruits**

FAITES VOS COURSES

LISTE DE COURSES PALÉO	
PROTÉINES ANIMALES	☐ Bœuf, agneau, porc ☐ Volaille (poulet, canard, dinde, caille…) ☐ Poisson (maquereau, thon, sardine, saumon, cabillaud, rouget…) ☐ Sardine, maquereau et thon en boîte (privilégier les produits les plus simples, à l'huile d'olive ou nature) ☐ Fruits de mer (moules, huîtres, calamars, seiche, crevettes, gambas, palourdes, bulots, tourteaux, coquilles Saint-Jacques) ☐ Œufs (de poule, de canard, de caille…) ☐ Abats (foie, rognons, cœur…) ☐ Charcuteries : jambon, saucisses, terrines et pâtés artisanaux (lisez toujours les ingrédients pour éviter le gluten, le sucre et autres ingrédients non paléo) ☐ Viande séchée (grison, bresaola)
HUILES, GRAISSES ET ALIMENTS GRAS	☐ Huile d'olive extra-vierge ☐ Beurre ou beurre clarifié ☐ Huile de noix coco ☐ Lard gras, saindoux ☐ Graisse de canard ☐ Avocats et olives ☐ Huile de macadamia ou d'avocat (pressée à froid)
LÉGUMES PAUVRES EN GLUCIDES	☐ Crucifères : brocoli, chou-fleur, choux de Bruxelles, chou romanesco, chou pommé, chou rouge, chou chinois, navet… ☐ Salades : toutes les variétés de salades vertes (sucrine, batavia, rougette, laitue), mesclun, épinards, mâche, roquette, endive, cresson ☐ Solanacées : tomate, aubergine, poivron ☐ Autres : courgette, carotte, concombre, radis, haricots verts, fenouil, blettes, cardes, céleri, céleri rave, poireau, champignons
LÉGUMES RICHES EN GLUCIDES	☐ Pomme de terre, patate douce, igname, manioc, betterave, navet… ☐ Banane plantain ☐ Courges d'hiver : courge spaghetti, courge butternut, citrouille…
FRUITS	☐ Baies : fraises, framboises, myrtilles, mûres, cassis, cerises, groseilles, airelles, raisin ☐ Pommes, oranges, ananas, pêche, melon, kiwi, abricots, mangue, fruits de la passion

LISTE DE COURSES PALÉO	
NOIX, AMANDES, NOISETTES...	☐Noisettes, amandes, noix de macadamia, de cajou, de Grenoble, de pécan, du Brésil... ☐Noix de coco (fraîche, séchée non sucrée ou beurre de coco) ☐Purées d'amandes et de noisettes
ASSAISONNEMENTS	☐Sel non raffiné (de l'Atlantique, de l'Himalaya) et poivres ☐Fines herbes fraîches ou sèches : basilic, origan, thym, romarin, persil, ciboulette... ☐Épices : cannelle, curry, curcuma, poudre de chili... ☐Vinaigre balsamique, vinaigre de vin rouge, vinaigre de cidre, jus de citron... ☐Aromates : ail, oignon...
BOISSONS	☐Eau (plate ou gazeuse) avec éventuellement du jus de citron ou de citron vert ☐Thé (idéalement vert) ☐Tisanes (camomille, menthe, gingembre, ortie, lavande, hibiscus, valériane) ☐Bouillon de poulet ou de bœuf maison ☐Smoothie maison aux fruits à base de lait de coco (sans sucre) ☐Lait de coco ou lait d'amande (sans sucre) ☐Eau de coco (excellent après l'entraînement)

OÙ FAIRE SES COURSES ?

Favorisez autant que possible les filières courtes, locales, de manière à pouvoir vous informer plus facilement sur la qualité et les modes de production. Et privilégiez les produits frais, de saison, issus de l'agriculture biologique ou raisonnée.

- Marchés de producteurs ou, mieux, sur place à la ferme, pour les légumes, les fruits, la viande, les charcuteries, les œufs, le beurre...
- Magasins bio pour les noix, les amandes, les purées d'oléagineux, les produits à base de noix de coco, l'huile d'olive, les fruits, les légumes, le lait d'amande, parfois la viande et les charcuteries...
- Bouchers et poissonniers pour la viande, le poisson, les fruits de mer... (pour ces derniers, assurez-vous qu'ils sont issus d'une pêche durable)

Si vous n'avez pas accès à ces points d'approvisionnement, et que vous devez faire vos courses en supermarché, renseignez-vous sur les labels de qualité afin de choisir des aliments produits dans des conditions les plus naturelles possible. Restez le plus possible en périphérie, dans les rayons fruits et légumes, boucherie et poissonnerie. Lisez bien les étiquettes et choisissez les produits les moins transformés possibles et comportant la liste d'ingrédients la plus courte possible.

GARDEZ VOTRE BON SENS !

Lorsque l'on se met à reconsidérer son alimentation à travers le prisme de nos ancêtres, on a parfois du mal à définir si un aliment est paléo ou non. Plutôt que de vous donner des longues listes d'aliments à privilégier et d'aliments à éviter, je préfère vous donner les moyens de le savoir vous-même. Le diagramme ci-dessous résume les critères à garder à l'esprit pour bien faire la distinction.

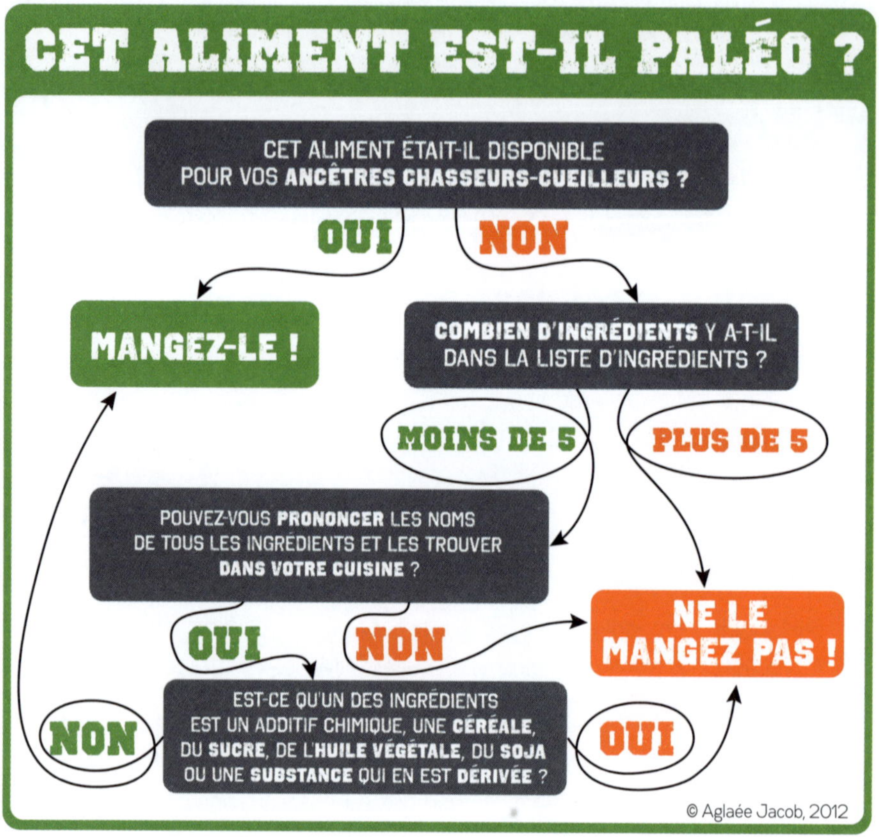

IDENTIFIEZ LES ALIMENTS PROBLÉMATIQUES

Les aliments qui ne sont pas paléo, tels que les produits céréaliers, le soja, les produits laitiers, le sucre et les produits transformés bourrés d'additifs sont évidemment susceptibles d'être problématiques pour la santé. Mais d'autres groupes d'aliments considérés comme paléo pourraient l'être aussi. Vous avez peut-être remarqué une relation entre certains de ces aliments et certains symptômes. Les classifications du tableau suivant peuvent vous aider à déterminer quels aliments ou groupes d'aliments peuvent vous être néfastes.

LES ALIMENTS PROBLÉMATIQUES		
CRUCIFÈRES	Brocoli, chou-fleur, chou, choux de Bruxelles, raifort, chou frisé, navet, rutabaga, colza, moutarde, roquette, radis, wasabi, cresson…	Problématiques, surtout crus, en cas de problème de la glande thyroïde (les crucifères ont des propriétés goitrigènes).
FODMAP (GLUCIDES FERMENTESCIBLES)	• **Produits céréaliers :** blé, seigle et aliments faits de leurs farines (pain, pâtes, biscuits, muffins, barres tendres, céréales du petit déjeuner) • **Sucres :** polyols (isomalt, sorbitol, mannitol, maltitol et autres sucres finissant en -ol), miel, sirop de glucose-fructose, sirop ou nectar d'agave… • **Légumes :** oignon, ail, artichaut, chou, brocoli, échalote, champignons, avocat, choux de Bruxelles, chou-fleur, poireaux… • **Fruits :** pomme, poire, pastèque, cerise, mangue, mûre, raisin, nectarine, pêche, cerise, jus de fruits, fruits secs… • **Noix :** pistaches, amandes, noisettes… • **Autres :** patate douce, lait, yaourt, fromage frais, gommes, carraghénane (additif, épaississant), inuline et fructo-oligosaccharides (ajoutés dans certains aliments santé ou dans les suppléments probiotiques), bière, jus de fruits et boissons gazeuses	Problématiques si vous souffrez de flatulence, ballonnements, diarrhée ou constipation. Essayez de les réduire si vous souffrez des symptômes du syndrome de l'intestin irritable, de maladies inflammatoires de l'intestin ou de la maladie cœliaque.

LES ALIMENTS PROBLÉMATIQUES

SOLANACÉES	Pomme de terre (à distinguer des patates douces), tomates (incluant sauce tomate, ketchup et concentré de tomate), aubergine, poivron et piment (incluant Tabasco, chili, paprika, poivre de Cayenne...)...	Problématiques en cas d'arthrite, de maladies auto-immunes ou de problèmes digestifs.
PLANTES RICHES EN GLUCIDES	• **Fruits** : tous les fruits (frais, jus, séchés, en conserve ou congelés) • **Légumes riches en glucides** : pomme de terre, patate douce, banane plantain, manioc, panais... • **Sucres** : miel, sirop d'érable, polyols (sorbitol, etc.) et tout aliment contenant des sucres	Problématiques en cas de diabète et/ou de problème de poids. Dans ces cas, il est utile de réduire leur consommation. Potentiellement problématiques également en cas de troubles digestifs.
ALCOOL	Tous les types	Très irritant pour les intestins. À limiter ou éviter en cas de problème digestif ou de maladie auto-immune.
CAFÉINE	Café, cola, chocolat, thé noir...	La caféine peut interférer avec la santé intestinale, la gestion du stress, le sommeil et la perte de poids.
NOIX ET NOISETTES	Amandes, noisettes, noix de Grenoble, de macadamia, de cajou... entières ou en purées	Potentiellement irritants pour les intestins et problématiques en cas de maladie auto-immune.
ŒUFS	Blancs d'œuf, jaunes d'œuf	Les protéines des œufs, surtout celles du blanc d'œuf, peuvent être problématiques si vous avez des problèmes intestinaux ou une maladie auto-immune. Les jaunes d'œuf sont habituellement mieux tolérés.

OUBLIEZ LES CALORIES !

Si vous aviez l'habitude de peser vos aliments et de compter les calories, profitez de votre Défi 30 jours pour faire un break. Concentrez-vous sur la qualité des aliments que vous choisissez. Les calories ne sont pas toutes égales et celles provenant de vrais aliments naturels non transformés ont la capacité d'envoyer les bons signaux à votre corps pour vous aider à manger la bonne quantité d'aliments.

NE VOUS PRÉOCCUPEZ PAS DES PORTIONS

Durant votre Défi 30 jours, portez toute votre attention sur la **qualité** des aliments que vous mangez, **pas sur leur quantité**.

Ne mangez pas en dessous des portions suggérées ou vous risquez de développer des déficiences nutritionnelles. Ceci est vrai pour tous les régimes. Il est impossible d'obtenir tous les nutriments essentiels en consommant moins de 1 200 à 1 500 calories par jour.

Notez que les graisses sont utilisées autant pour la cuisson de la viande et des légumes que pour les vinaigrettes, guacamole ou mayonnaise. Vous pouvez également faire des purées de légumes avec du beurre ou de l'huile de coco si vous avez du mal à inclure suffisamment de graisses dans votre alimentation.

GROUPES D'ALIMENTS	QUELQUES REPÈRES POUR LES PORTIONS	
PROTÉINES ANIMALES (VIANDE, ŒUF, POISSON)	90 à 240 g par repas (dont poisson et crustacés au moins 2 à 3 fois par semaine)	
GRAISSES	Au moins 1 à 2 c. à soupe (15 à 30 mL) par repas	3 à 4 c. à soupe (45 à 60 mL) si vous êtes actif ou avez faim !
LÉGUMES PAUVRES EN GLUCIDES	À volonté !	À volonté !
FRUITS ET LÉGUMES RICHES EN GLUCIDES (BANANE, PATATE DOUCE...)	De 0 à 2-3 portions	Selon votre poids et niveau d'activité physique

NB : 1 portion de fruit ou de légume riches en glucides, c'est :
- 1/2 patate douce, pomme de terre, banane plantain, banane...
- 1/4 de racine de manioc

N'oubliez pas que les portions indiquées dans le tableau ne sont qu'un guide. Chaque personne est différente. Vous allez devoir apprendre à ajuster vos portions selon votre état de santé et vos objectifs personnels.

GARDEZ L'ASSIETTE PALÉO EN TÊTE

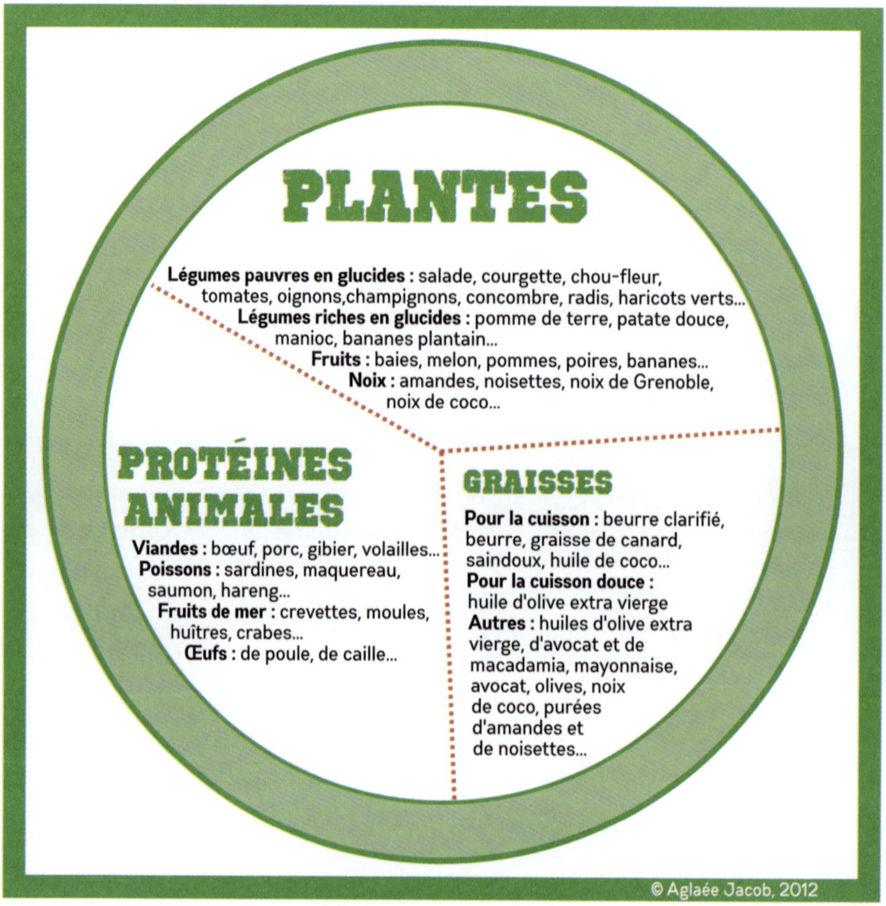

PLANIFIEZ VOS REPAS

Vous allez trouver à la page ci-contre des menus pour trois jours appropriés à chaque niveau de Défi. Si vous faites le niveau 1, les exemples de menus pour les niveaux 2 et 3 sont également appropriés. Si vous faites le niveau 2, vous pouvez aussi vous inspirer du niveau 3. Vous trouverez des recettes à la page 153 et sur mon blog JeMeMetsAuPaleo.com.

MANGER PALÉO, C'EST BON !		NIVEAU 1 « SUISSE PALÉO »	NIVEAU 2 « PALÉO STANDARD »	NIVEAU 3 « PALÉO STRICT »
PETIT DÉJEUNER	J1	• **Œufs brouillés aux champignons, épinards et féta** (p. 157)	• Steak et œuf avec restes de légumes	• **Purée de courge butternut à la cannelle** (p. 177)
	J2	• **Smoothie paléo** (p. 160)	• **Crêpes paléo** (page 184)	• **Mijoté d'agneau au romarin** (p.169)
	J3	• **Faux porridge** (p. 160)	• **Œufs au lard et aux légumes** (p. 156)	• Restes du dîner de la veille (chauds ou froids)
DÉJEUNER	J1	• **Salade endives poulet** (p. 162)	• **Sushi sans riz** (page 172)	• **Sauté de poulet à l'asiatique** (p. 167)
	J2	• **Fajitas au bœuf** (p. 171)	• **Wrap paléo au poulet** (p. 165)	• **Filets de cabillaud aux échalotes et haricots verts** (p. 165)
	J3	• **Super salade spécial oméga-3 et calcium** (p. 163)	• Restes du dernier dîner réchauffés	• **Salade déjeuner paléo** (p. 162)
DÎNER	J1	• Côtelettes de porc avec brocoli sauté dans le beurre et **frites de patates douces** (frites p. 178)	• **Spaghettis italiens paléo** (page 168)	• **Fajitas au bœuf** (page 171)
	J2	• Saumon, légumes au choix sautés et **purée aux deux choux** (purée p. 176)	• **Hamburger paléo** (p. 164)	• Entrecôte et légumes cuits à la vapeur
	J3	• **Omelette au chorizo et salade** (p. 156)	• **Paléo nuggets** (p. 174) avec légumes et **mayo** (mayo p. 190)	• **Pâté de foie** (p. 170) et **chips d'aubergine** (p. 176)
COLLATIONS	J1	• Banane et beurre d'amande	• Viande de grison	• Salade avocat tomates
	J2	• Fruits séchés et noix	• Œufs à la coque	• Restes d'autres repas paléo
	J3	• Morceau de fromage	• **Chips de noix de coco séchée grillée** (p. 183)	• Œufs durs
DOUCEURS	J1	• Yaourt nature avec fruits frais et beurre de noix	• Chocolat (70 % et plus)	• Tranches de bacon
	J2	• Chocolat (70 % et plus)	• **Pudding au chocolat** (p. 183)	• Fruits et beurre de coco
	J3	• **Muffins paléo aux bananes** (p. 181)	• **Biscuits paléo** (p. 180)	• Copeaux de noix de coco nature

Toutes les idées de repas dans le tableau précédent sont interchangeables à l'intérieur d'un même niveau, c'est-à-dire qu'il n'y a aucun problème à manger un repas du dîner pour petit déjeuner ou déjeuner... ou l'inverse !

REDÉCOUVREZ LA NOIX DE COCO ET FAITES-EN VOTRE ALLIÉE AU QUOTIDIEN

Avec son huile de très bonne qualité adaptée à la cuisson et l'assaisonnement, sa faible teneur en glucides, la multiplicité d'usages que l'on peut faire de ses dérivés, la noix de coco est « l'aliment paléo » par excellence. Elle est notamment appropriée pour le Niveau 3 (à moins d'y être allergique bien évidemment !).

PRODUITS DE LA NOIX DE COCO	POURQUOI C'EST BIEN
HUILE DE COCO	• Idéale pour la cuisson • Permise pour tous les niveaux du Défi 30 jours • Peut aussi être utilisée pour hydrater la peau
NOIX DE COCO FRAÎCHE	• Principalement du gras avec un peu de protéines, de glucides et de fibres • C'est une excellente collation
EAU DE NOIX DE COCO	• Elle peut être fraîche ou en conserve (dans ce cas, choisir une eau de noix de coco sans sucre ajouté) • Elle contient principalement des glucides et des minéraux • Non recommandée pour le niveau 3
BEURRE DE COCO (RECETTE PAGE 185)	• C'est de la chair de noix de coco en purée (comme du beurre de noisette ou d'amande) • Il contient principalement du gras avec un peu de protéines, de glucides et de fibres • Délicieux à la cuillère ou avec des fruits
CHIPS DE NOIX DE COCO	• Ce sont de gros flocons de noix de coco séchée, sans sucre ajouté • Ils contiennent principalement du gras avec un peu de protéines, de glucides et de fibres • Excellents en collation
NOIX DE COCO RÂPÉE (NON SUCRÉE)	• Principalement du gras avec un peu de protéines, de glucides et de fibres

PRODUITS DE LA NOIX DE COCO	POURQUOI C'EST BIEN
LAIT DE COCO	• C'est le liquide extrait de la chair de noix de coco râpée • Il contient principalement du gras avec un peu de protéines, de glucides et de fibres • Il est idéal pour remplacer la crème fraîche dans les plats de viande ou de poisson épicés • Au supermarché, éviter le lait de coco contenant des épaississants, surtout si vous avez des problèmes digestifs, ainsi que les conserves qui peuvent contenir des dérivés de plastique (bisphénols A). Choisissez plutôt les briques.
CRÈME DE COCO	• C'est la même chose que le lait de coco mais avec moins d'eau (donc plus de gras en proportion) • Elle contient principalement du gras avec un peu de protéines, de glucides et de fibres
FARINE DE NOIX DE COCO	• C'est de la chair de noix de coco réduite en purée après que l'huile de coco ait été extraite • Peut être utilisée pour remplacer la farine ou les céréales et obtenir des préparations pauvres en glucides (lire page 180 pour des recettes) • C'est un mélange de glucides et de fibres, avec un peu de protéines
SUCRE DE COCO	• C'est le sucre obtenu de la sève des cocotiers • Bien que ce sucre soit aussi sucré que les autres sucres, il est plus naturel, contient une variété de minéraux et a même un indice glycémique plus faible.

COMMENCEZ VOTRE JOURNÉE AVEC DES PROTÉINES

Vous savez maintenant qu'un petit déjeuner composé d'œufs ou de viande et de légumes est beaucoup plus intéressant sur le plan nutritionnel qu'un petit déjeuner à base de céréales ou de pain. Non seulement les nutriments qui se trouvent dans un petit déjeuner paléo sont sous leur forme naturelle (au lieu d'être synthétiques comme la plupart des céréales du matin) mais, en plus, la quasi-absence d'anti-nutriments et la combinaison avec des graisses de bonne qualité vous garantissent d'en absorber une plus grande proportion. Sans compter que la haute teneur en protéines et en graisses va vous aider à vous sentir rassasié jusqu'au déjeuner sans aucun problème.

Oui, ça peut faire un peu bizarre au début. Tout changement requiert un peu d'adaptation.

Faites une expérience avec moi. Retirez votre montre (ou une bague) et placez-la sur votre poignet (ou doigt) opposé. Allez, tout de suite ! Je vous surveille ! ☺ Comment vous sentez-vous ? Est-ce que ça vous fait « bizarre » ? Un peu peut-être mais vous êtes d'accord avec moi : porter sa montre sur le poignet opposé ne constitue pas un énorme changement. C'est peut-être un petit peu inconfortable au début mais après quelques minutes, vous avez oublié que vous portez votre montre sur le poignet opposé.

C'est pareil pour le fait de se mettre à manger de la viande, du poisson ou des œufs au petit déjeuner. Avec le temps, cette nouvelle habitude deviendra normale. Donnez-vous la peine de l'essayer ! Les études montrent qu'il faut seulement 21 jours pour intégrer une nouvelle habitude dans son quotidien. D'ici la fin de votre défi, l'idée que vous vous nourrissiez auparavant de céréales ou des tartines le matin vous paraîtra à peine croyable !

PRENEZ DES NOTES

Comme on a tendance à oublier rapidement comment c'était avant, dès le début du défi, prenez l'habitude d'écrire ce que vous mangez et comment vous vous sentez. Vous évaluerez ainsi mieux vos progrès. Vous pouvez utiliser un petit carnet spécifiquement dédié à votre Défi paléo.

SI VOUS VOUS SENTEZ MAL AU DÉBUT, PAS D'INQUIÉTUDE, C'EST NORMAL !

Oui, il est possible d'avoir quelques troubles durant les premiers jours de votre Défi paléo. Ces effets secondaires n'ont rien de grave et quelques aménagements vous permettront de les soulager... et même de les éviter. Voilà les signes les plus fréquents :

TROUBLES FRÉQUENTS AU DÉBUT DU DÉFI

- Maux de tête
- Fatigue
- Manque d'énergie
- Problèmes de concentration
- Faiblesse
- Étourdissements (surtout en se levant)
- Irritabilité
- Constipation ou diarrhée
- Douleurs aux articulations
- Sueurs froides
- Nausées
- Fringales

Si vous avez un problème de santé ou si vous prenez des médicaments, consultez votre médecin car il se peut que vous ayez besoin d'ajuster votre traitement. Sinon, suivez les conseils ci-dessous pour vous aider à survivre durant cette période de transition. Ce n'est que la pluie avant le beau temps, soyez patient !

MAIS POURQUOI AU JUSTE PEUT-IL Y AVOIR DES EFFETS SECONDAIRES ?

Parce que le corps doit s'adapter au changement

En effet, le passage au paléo fait passer le corps de brûleur de sucre à brûleur de gras. Si vous aviez l'habitude de consommer beaucoup de glucides (pâtes, pain, biscuits, sucreries...) votre corps était principalement un brûleur de sucre. En éliminant les produits céréaliers et le sucre, vous allez forcer votre corps à utiliser les lipides comme source d'énergie. Vous allez en faire un brûleur de graisses (on parle de *céto-adaptation* en jargon scientifique). Cette transition, même si elle est bénéfique, est une épreuve pour l'organisme, qui peut s'accompagner de petits troubles passagers.

Parce que ce changement peut s'accompagner d'une légère déshydratation

Une alimentation plus pauvre en glucides peut avoir un effet légèrement déshydratant. C'est une des raisons pour lesquelles manger paléo peut vous aider à vous sentir moins gonflé et à réduire votre pression artérielle. Toutefois, si votre corps se débarrasse de son surplus d'eau trop rapidement, vous pouvez devenir légèrement déshydraté et ressentir les effets secondaires listés ci-dessus.

Parce que le corps subit une sorte de sevrage

Les produits céréaliers, les produits laitiers, le sucre et plusieurs autres ingrédients artificiels ont des propriétés « addictives ». En éliminant ces aliments, vous ressentez des symptômes de sevrage, comme si vous arrêtiez de prendre une drogue, mais avec un plus faible degré d'intensité.

COMBIEN DURENT CES EFFETS SECONDAIRES ?

Ils commencent généralement au cours des 12 premières heures du Défi et ne durent rarement plus de 2 à 3 jours. Certaines personnes peuvent souffrir de ces symptômes pendant plus de 2 à 4 semaines, surtout s'ils ont des problèmes de santé ou s'ils ne suivent pas correctement les conseils ci-dessous.

SEPT CONSEILS POUR PRÉVENIR ET MINIMISER LES EFFETS SECONDAIRES

→ 1. Mangez plus de graisses

Une erreur classique lorsque l'on se met au paléo : on est tellement formaté par la peur du gras que l'on a tendance à continuer à se restreindre. Dé-ten-dez-vous... et osez ! Comme je l'ai dit au début de l'ouvrage, il ne faut pas oublier qu'une bonne quantité de graisses de qualité doit être utilisée pour cuire et assaisonner. Finies les cuissons sans graisse et les vinaigrettes allégées ! Mangez la peau de votre poulet et n'ayez pas peur du lard et du beurre. Votre corps ne peut pas faire la transition pour devenir un brûleur de graisses si vous ne lui donnez pas assez de lipides.

Visez un minimum de 1 à 2 c. à soupe d'huile (15 à 30 mL) à chaque repas, pour la cuisson et l'ajout à vos repas. Pas des cuillères à café, des cuillères à soupe !

Si vous êtes actif ou avez souvent faim entre vos repas, prenez un minimum de 3 à 4 c. à soupe de lipides (45 à 60 mL) par repas. Par exemple, vous pouvez prendre 1 c. à soupe pour cuire votre viande et vos légumes et utiliser une autre portion de lipides pour servir avec vos légumes pour obtenir un total de 2 c. à soupe pour ce repas. Si vous avez l'impression d'avoir du mal à digérer cette quantité de graisses, utilisez en priorité l'huile de coco qui est beaucoup plus facile à métaboliser. Si ça ne semble pas suffisant, procurez-vous des suppléments de bétaine HCL, de l'extrait de bile de bœuf et/ou des enzymes digestives pour améliorer votre digestion. Ces suppléments sont appropriés surtout si vous sentez que vos aliments restent trop longtemps dans votre estomac, si vous n'avez pas de vésicule biliaire ou si vos selles sont d'une couleur pâle et flottent. Vous pouvez utiliser cette quantité de gras additionnels soit pour cuire ou préparer vos aliments ou pour les accompagner une fois servis. Essayez l'huile d'olive, l'huile de coco, le beurre ou la mayonnaise maison à *chacun* de vos repas. Vous pouvez aussi remplacer chaque cuillère de graisse par l'équivalent d'au moins la moitié d'un avocat (30 g), d'une petite poignée de noix, noisettes, amandes... ou de 2 c. à soupe (30 mL) de ces oléagineux en purée.

→ 2. Mangez à des intervalles réguliers, toutes les 3-5 heures

Ceci aidera votre corps à maintenir vos niveaux d'énergie et votre taux de sucre stable durant la période d'adaptation. Une fois que votre corps se sera adapté et qu'il sera devenu un brûleur de graisses, vous allez probablement cesser de sentir le besoin de prendre des collations. Mais d'ici là, écoutez votre corps et nourrissez-le régulièrement.

→ 3. Buvez 2 litres d'eau par jour (8 verres)

Ceci vous permettra d'éviter d'être déshydraté. Si vous n'aimez pas l'eau, vous pouvez boire du thé vert ou des bouillons maison (faits par exemple à partir d'os, lire page 190).

→ 4. Ajoutez du sel non raffiné à vos aliments

La plupart des aliments paléo sont très pauvres en sel (sodium), ce qui peut poser des difficultés à votre corps pour maintenir un niveau adéquat d'hydratation. Vous avez besoin de minéraux, comme le sodium par exemple, pour prévenir la déshydratation. Puisque les vrais aliments naturels n'ont pas de sel ajouté (contrairement aux aliments transformés), vous devez en ajouter à vos aliments.

Il est préférable d'éviter le sel de table ordinaire puisqu'il est dépourvu de tout autre minéral et qu'il est raffiné avec des produits chimiques. À la place, choisissez du sel non raffiné, tel que du sel de l'Atlantique ou de l'Himalaya. Les sels non raffinés sont généralement plus colorés, ont meilleur goût et offrent une panoplie de minéraux qui peuvent contribuer à une bonne hydratation et prévenir les effets secondaires souvent ressentis au début du Défi 30 jours.

Essayez d'utiliser entre ½ et 1 c. à café de sel non raffiné par jour. Vous pouvez aussi remplacer le sel par 2 c. à soupe (30 mL) de sauce tamari sans gluten.

5. Ralentissez...

Faire de l'exercice ne devrait pas être votre priorité au début de votre Défi 30 jours. Votre corps a besoin de repos pour s'adapter plus facilement et plus rapidement à vos nouvelles habitudes alimentaires. Ne soyez pas trop dur avec vous-même : vous pouvez arrêter le sport durant les premiers jours ou la première semaine du Défi. Dès que votre corps se sera adapté à votre nouveau mode alimentaire, vous vous sentirez plein d'énergie et il sera alors temps de s'y remettre.

Assurez-vous également de bien dormir en faisant des nuits d'au moins 8 à 9 heures.

6. Soyez patient !

Vous avez mangé d'une certaine façon pendant des années alors il est normal que votre corps ait besoin de quelques jours pour s'habituer à vos nouvelles habitudes. Soyez patient et résistez aux tentations durant les premiers jours : vous serez récompensé avant la fin de votre Défi. Certaines personnes normalisent leur poids et améliorent leur état de santé rapidement. Mais d'autres mettent plus de temps, parfois plus de 30 jours. Même si vos progrès ne sont pas aussi rapides que vous le souhaiteriez, l'important est que vous vous alliez dans la bonne direction. À la fin de votre Défi, vous saurez tout de suite si le régime paléo vous apporte des bénéfices et si vous avez intérêt à continuer.

7. Consultez votre médecin

Si vous avez des problèmes de santé ou si vous prenez des médicaments et que vous n'avez pas consulté votre médecin, allez-y maintenant. Vos effets secondaires peuvent être dus à votre traitement qui n'a pas été ajusté en fonction de votre nouvelle façon de manger. Ne faites pas ces ajustements vous-même. Travaillez de concert avec un professionnel de santé pour de meilleurs résultats.

CHAPITRE 6

ET APRÈS ?

Vos 30 jours sont terminés ? Félicitations ! Voyons comment tirer le maximum de bénéfices de votre Défi.

En relevant le Défi paléo, vous avez sûrement vécu des moments difficiles. Vous avez peut-être eu envie de tout abandonner. Peut-être même de retourner à vos anciennes habitudes alimentaires. Mais vous avez tenu bon : vous pouvez être fier de vous. Votre corps vous a sûrement dit un grand merci.

ÉVALUEZ LES BÉNÉFICES DE VOTRE DÉFI 30 JOURS

Il est maintenant temps de faire l'évaluation post-Défi. Vous vous souvenez d'avoir rempli un tableau avec un tas de petites questions, d'avoir pris vos mesures et de vous être pris en photo (lire page 108) ? Vous aviez peut-être même fait une prise de sang et mesuré différents marqueurs de risques avant de débuter votre Défi (lire page 88). Il est temps de remesurer tout ça !

Fait ? Vous pouvez maintenant comparer vos résultats « avant » et « après ». Que constatez-vous ? Pour la plupart des gens, le poids sur la balance est la première façon de vérifier le succès de récents changements alimentaires. Mais il est important de se rappeler que la balance ne dit pas tout, notamment rien sur la proportion de muscles, d'eau, d'os et de gras dans votre corps. Vos mesures, votre confort dans vos vêtements et votre miroir sont de bien meilleurs indicateurs de votre composition corporelle.

J'espère que vous avez pris vos mesures, car c'est de loin le meilleur indicateur des changements. Vous avez sûrement déjà entendu dire que bien qu'un kilo de muscles et un kilo de graisse pèsent évidemment la même chose, un kilo de muscles occupe moins d'espace qu'un kilo de graisse. Le régime paléo peut vous avoir aidé à augmenter votre masse musculaire (même sans exercice !) tout en réduisant vos poignées d'amour.

VOUS DEVEZ MANGER POUR ÊTRE EN BONNE SANTÉ ET POUR ATTEINDRE VOTRE POIDS SANTÉ, PAS LE CONTRAIRE !

NOTE AUX FEMMES

La plupart des femmes ont malheureusement des attentes irréalistes par rapport à leur poids et sont malheureuses avec leur corps. Pourtant, être trop mince n'est pas bon pour la santé. Ayez comme objectif d'être en santé, forte et sexy. Avec des rondeurs, pas maigre et rachitique. Les standards de beauté d'autrefois, à l'époque de Marilyn Monroe, étaient beaucoup plus en accord avec un « poids santé ». N'ayez pas comme modèle les mannequins anorexiques d'aujourd'hui dont les photos sont retouchées avec Photoshop. Ces jeunes filles souffrent souvent d'aménorrhée (infertilité) et ont un risque élevé d'ostéoporose.
Aimez-vous, nourrissez bien votre corps et vous verrez des changements positifs !

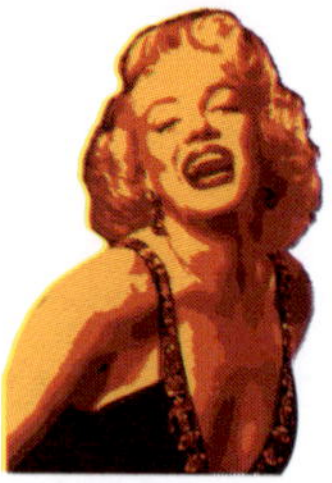

« À toutes les filles qui pensent qu'elles sont grosses parce que leur taille ne mesure pas 0 cm, c'est vous qui êtes belles et c'est la société qui est laide. »

Marilyn Monroe

AU-DELÀ DE VOTRE POIDS ET DE VOTRE APPARENCE

Améliorer votre alimentation peut vous apporter une multitude d'avantages qui n'ont rien à voir avec votre aspect physique. Le questionnaire de la page suivante pointe les bénéfices potentiels que vous pouvez attendre.

RÉPONDEZ AUX QUESTIONS SUIVANTES :	OUI	NON	NSP*
Avez-vous plus d'énergie ?	☐	☐	☐
Vous sentez-vous mieux dans votre peau et vos vêtements ?	☐	☐	☐
Votre ventre est-il plus plat et moins gonflé ?	☐	☐	☐
Avez-vous moins de problèmes de constipation, de diarrhée, ou de ballonnements ?	☐	☐	☐
Avez-vous moins de fringales ?	☐	☐	☐
Pouvez-vous passer plus de 2 à 3 heures sans manger et sans devenir irritable ?	☐	☐	☐
Vos articulations sont-elles moins raides le matin en vous levant ?	☐	☐	☐
Vos vieilles douleurs sont-elles devenues moins inconfortables qu'avant ?	☐	☐	☐
Votre peau paraît-elle plus claire et lisse ?	☐	☐	☐
Avez-vous reçu plus de compliments de votre entourage récemment ?	☐	☐	☐
Vous sentez-vous moins déprimé(e) et davantage de bonne humeur ?	☐	☐	☐
Votre libido s'est-elle améliorée ?	☐	☐	☐
Si vous êtes diabétique ou avez des problèmes d'hypoglycémie, votre glycémie est-elle maintenant plus stable et mieux contrôlée ?	☐	☐	☐
Souffrez-vous moins de maux de tête, de syndrome prémenstruel (troubles avant les règles) ou de symptômes associés à une maladie auto-immune ?	☐	☐	☐
Votre sommeil est-il plus réparateur et vos épisodes d'insomnie moins fréquents ?	☐	☐	☐
Si vous vous entraînez, est-ce que vos performances sportives se sont améliorées ?	☐	☐	☐
Vous sentez-vous plus fort(e) et pouvez-vous lever des poids plus lourds ?	☐	☐	☐
Vous sentez-vous moins fatigué(e) après votre entraînement ?	☐	☐	☐
Avez-vous noté d'autres changements positifs ?	☐	☐	☐

** NSP : ne sais pas*

Tous ces facteurs sont importants quand vient le temps d'évaluer l'effet de votre alimentation et de votre style de vie. Êtes-vous agréablement surpris de tous les effets positifs que vous a apporté le régime paléo en seulement 30 jours ? Imaginez ce qui pourrait se produire avec un ou deux mois de plus ? ☺

RÉSULTATS DÉCEVANTS ?

Si vous avez vraiment fait les efforts nécessaires mais que le régime paléo a aggravé votre état de santé, je vous prie de me contacter car je serai très intéressée d'en discuter avec vous (voir page 151) ! En effet, à ma connaissance, il est extrêmement rare que les gens qui se donnent la peine de faire un Défi paléo 30 jours sans tricher n'observent *aucun* bénéfice. En fait, ce n'est jamais arrivé aux centaines de patients que j'ai suivis !

Cependant, dans certains cas, les résultats ne sont pas à la hauteur des attentes.

- Si vous avez craqué pour des aliments non paléo à un moment durant votre Défi 30 jours, il se peut que vous ayez besoin de continuer quelques jours ou quelques semaines de plus pour gommer les effets néfastes de ceux-ci. Cela pourrait vous permettre de constater plus clairement les effets bénéfiques du régime paléo.

- Les personnes qui ont des problèmes de santé sérieux (troubles digestifs chroniques, maladie auto-immune...) peuvent également avoir besoin d'un mois ou deux de plus pour bénéficier pleinement de cette nouvelle façon de manger.

- Vous pouvez aussi avoir besoin de passer à un niveau plus avancé le mois prochain pour percevoir les progrès de manière plus évidente (lire page 110).

- Si vous avez constaté des petits progrès dans les derniers 30 jours, mais pas d'amélioration nette de votre état de santé ou de votre poids, continuez, vous êtes sur la bonne voie ! Donnez le temps à votre corps de guérir, de refaire ses réserves de nutriments et d'apprendre à fonctionner de façon optimale à nouveau. Continuez à manger paléo, vous ne le regretterez pas.

Dans le chapitre suivant, je propose des solutions aux problèmes fréquemment rencontrés ; elles pourront également vous aider à optimiser votre approche (lire page135).

De manière générale, soyez patient car il faut parfois plusieurs mois ou même années pour corriger les problèmes créés par des décennies de mauvaise alimentation. Il ne faut pas oublier qu'il n'existe pas qu'une seule diète paléo avec des portions précises et des ratios spécifiques pour les différents macronutriments. Il faut parfois tâtonner pour trouver la formule qui vous convient. Le positif dans tout ça est qu'une fois qu'un *modus vivendi* est trouvé, tout rentre dans l'ordre.

CRÉEZ VOTRE PROPRE RÉGIME PALÉO

Vous avez observé des bienfaits durant le dernier mois, vous voulez probablement continuer à en profiter. Vous avez maintenant deux options.

- Soit cette nouvelle alimentation vous convient tant au niveau du goût que des rythmes alimentaires, alors vous pouvez continuer à suivre les recommandations.
- Soit vous trouvez le régime paléo contraignant (par exemple parce que certains des aliments que vous consommiez avant vous manquent), vous pouvez essayer de trouver une approche intermédiaire, plus flexible, et réintroduire certains aliments qui ne perturbent pas le fonctionnement de votre organisme.

Pour la deuxième option, comment définir précisément quels aliments méritent d'être définitivement bannis et lesquels peuvent à nouveau faire partie de votre quotidien sans entraîner d'effets néfastes ?

Si vous réintroduisez en même temps tous les aliments que vous avez évités durant les dernières semaines et que vous vous sentez mal, vous ne pourrez pas savoir si c'est dû au gluten, aux produits laitiers, au soja, au sucre ou aux huiles végétales ! Peut-être que tous ces aliments vous affectent, peut-être que seulement le gluten vous cause problème alors que vous pouvez tolérer les produits laitiers avec modération, peut-être que vous avez un problème avec le gluten mais pas avec le lactose, etc.

Il faut donc suivre une certaine procédure. Voici ce que je vous propose :

→ **1.** Ne réintroduisez, chaque semaine, **qu'un seul des groupes d'aliments** éliminés durant le dernier mois.

→ **2.** Consommez ces aliments pendant les quatre premiers jours de la semaine (à la quantité que vous voulez).

3. Notez vos symptômes dans un journal ou sur votre calendrier, incluant vos niveaux d'énergie, votre digestion, la fréquence et l'apparence de vos selles, l'apparence de votre peau, votre sommeil, votre humeur, vos fringales, vos performances physiques et tout autre symptôme présent.

4. Si à la fin du quatrième jour il n'y a aucun changement dans votre bien-être et votre santé, ça veut probablement dire que vous tolérez cet aliment relativement bien. Vous pouvez le garder dans votre alimentation de façon régulière, comme vous le souhaitez en respectant, bien sûr, les grandes règles du paléo (beaucoup de graisses, de protéines, de légumes, de fruits...). N'oubliez pas de considérer la densité nutritionnelle et les problèmes de santé à long terme associés avec cet aliment pour décider à quelle fréquence vous pourriez le manger (lire page 33 « Les aliments à éviter »).

5. Si votre bien-être diminue et votre état de santé empire à n'importe quel moment durant les quatre premiers jours, arrêtez de consommer le nouvel aliment que vous venez de réintroduire. Laissez votre corps récupérer.

6. Répétez ces étapes la semaine d'après avec un autre groupe d'aliments si désiré.

ALIMENTS À TESTER APRÈS VOTRE DÉFI

POST-DÉFI	NIVEAU 1 « SUISSE-PALÉO »	NIVEAU 2 « PALÉO STANDARD »	NIVEAU 3 « PALÉO STRICT »
ALIMENTS À TESTER	• Produits céréaliers sans gluten (riz, avoine sans gluten, maïs, sarrasin...) • Petite quantité de sucre (miel, sirop d'érable, sucre de noix de coco)	• Produits céréaliers sans gluten (riz, avoine sans gluten, sarrasin...) • Petite quantité de sucre (miel, sirop d'érable, sucre de noix de coco) • Produits laitiers	• Produits laitiers • Alcool • Caféine • Solanacées (si éliminées, lire p. 115) • FODMAP (si éliminés) • Noix et noisettes (si éliminées)
SI VOUS LIMITEZ LES GLUCIDES	Si vous aviez réduit votre consommation de glucides provenant des fruits et légumes riches en glucides durant votre Défi paléo 30 jours, vous pouvez essayer de les réintroduire de façon graduelle pour voir comment votre corps les tolère.		

☠ **Notez que je recommande de ne JAMAIS réintroduire le gluten**, que ce soit directement dans les produits céréaliers avec gluten (blé, seigle, orge, kamut, avoine issus de l'agriculture conventionnelle…) ou sous forme de traces dans les sauces, saucisses ou assaisonnements. Sachez que ces aliments peuvent être néfastes à long terme sans causer de symptômes à court terme. Des études suggèrent en effet que le gluten pourrait augmenter les risques de développer une maladie de type auto-immune si vous y êtes génétiquement susceptible (lire page 35).

DÉTENDEZ-VOUS GRÂCE À LA RÈGLE 80/20

Cette règle consiste à dire que, si vous mangez bien 80 % du temps, vous pouvez vous permettre des écarts 20 % du temps. Ces petits écarts peuvent être des produits laitiers (fromage, yaourt ou crème fraîche), des douceurs paléo (muffins et biscuits faits avec de la farine d'amandes ou de noix de coco et du sirop d'érable), du riz, de l'avoine sans gluten, du pain ou autres produits céréaliers sans gluten, de l'alcool, du café ou du chocolat…

C'est votre choix. Vous pouvez décider du type de « douceur » et de la fréquence à laquelle vous voulez vous permettre d'en manger selon la réaction de votre corps à ce type d'aliments et vos objectifs personnels.

Vous aurez plus de flexibilité si vous êtes jeune, en bonne santé, actif et globalement mince que si vous avez des problèmes de poids, un diabète, un syndrome des ovaires polykystiques (SOPK), des problèmes intestinaux (syndrome de l'intestin irritable, maladie cœliaque ou maladies inflammatoires de l'intestin) ou une maladie auto-immune (la plupart des cas d'hypothyroïdie ou d'arthrite).

Certaines personnes doivent modifier la règle 80/20 pour une règle 90/10, c'est-à-dire qu'ils mangent bien suivant les principes paléo 90 % du temps et se permettent des douceurs 10 % du temps, pour continuer à perdre du poids à un bon rythme ou pour garder leur glycémie stable.

Certains moins chanceux doivent être plus stricts et adopter une règle 95/5 ou même 100/0. Chaque personne est différente !

AVOIR LE POUVOIR D'UTILISER LA NOURRITURE POUR AMÉLIORER SA SANTÉ DE FAÇON NATURELLE N'A PAS DE PRIX... MÊME SI VOUS DEVEZ ARRÊTER DE MANGER CERTAINS ALIMENTS !

RINCEZ ET RÉPÉTEZ !

Idéalement, vous allez continuer à adopter une alimentation paléo qui vous convient personnellement et vous allez continuer à vous sentir bien. Toutefois, la vie étant ce qu'elle est, il se peut que vos anciennes mauvaises habitudes refassent surface. Que ce soit subtilement et graduellement avec une petite gâterie de temps en temps, qui devient par la suite une gâterie quotidienne ou que ce soit après une occasion spéciale comme votre anniversaire, les fêtes, Pâques ou vos vacances annuelles.

Si vous réalisez que vous ne vous sentez plus aussi bien que vous le voudriez, il est temps de se relancer un Défi 30 jours ! Le deuxième Défi sera plus facile que le premier. Refaire le Défi paléo peut vous aider à résoudre vos problèmes de fringales et vos mauvaises habitudes alimentaires et vous permettre de retrouver les bienfaits d'une alimentation paléo. C'est un peu comme appuyer sur le bouton « reset » de votre ordinateur lorsqu'il est bloqué et qu'il ne fonctionne pas bien. C'est une bonne façon d'éliminer tous les programmes qui sont buggés et de recommencer sur des bases saines.

CHAPITRE 7

PROBLÈMES FRÉQUENTS

La plupart des problèmes rencontrés lors de la transition vers le régime paléo peuvent être résolus par de petits ajustements. C'est ce que nous allons voir maintenant.

PROBLÈME N°1 : JE DIGÈRE MAL OU JE SENS QUE J'AI DES LOURDEURS DANS L'ESTOMAC

Si vous ressentez un « trop plein », avez tendance à éructer ou sentez que votre digestion est vraiment lente après vos repas, vous avez probablement un manque d'acidité dans votre estomac ou encore une vésicule biliaire qui, par manque d'habitude, ne sécrète pas assez de bile.

Les repas paléo sont plus riches en graisses et souvent aussi plus riches en protéines que les repas classiques. Votre système digestif n'est peut-être pas habitué à cette nouvelle alimentation. C'est souvent le cas lorsqu'on suivait auparavant un régime pauvre en graisses ou végétarien.

Mais ceci ne veut pas dire que les graisses et les protéines en quantité ne sont pas faites pour vous. Vous avez peut-être simplement besoin de temps pour que votre système digestif s'adapte.

Pour améliorer les niveaux d'acidité dans votre estomac, prenez 1 à 2 c. à soupe (15 à 30 mL) de vinaigre de cidre de pomme dans un petit verre d'eau (pas plus de 125 mL) 5 à 10 minutes avant votre repas. Si ce n'est pas suffisant, vous pouvez vous procurer des suppléments tels que la bétaïne HCL, des enzymes digestives ou des extraits de bile de bœuf qui faciliteront également votre digestion. Demandez conseil à votre pharmacien pour choisir la bonne combinaison et la bonne dose pour vous.

Si vous n'avez plus de vésicule biliaire, vous pouvez avoir besoin de « soutenir » votre système digestif pendant plus longtemps, peut-être même de façon permanente, pour pallier ce manque de sécrétions biliaires.

Si vous avez un ulcère de l'estomac ou prenez des médicaments anti-inflammatoires, consultez votre médecin avant de prendre de la bétaïne HCL ou des enzymes digestives.

PROBLÈME N°2 : JE SUIS CONSTIPÉ !

En temps normal, on va à la selle au moins une fois par jour. S'il vous arrive de ne pas y aller pendant une ou plusieurs journées, vous avez probablement un problème de constipation ! À noter que la définition médicale de la constipation est de passer plus de trois jours sans aller à la selle. Cependant, la plupart des experts en santé digestive s'entendent pour dire qu'une élimination quotidienne est préférable pour la santé.

Pourquoi êtes-vous constipé ? Si vous aviez l'habitude de consommer beaucoup de produits céréaliers complets, vous pensez sans doute que vous ne consommez plus assez de fibres. Pourtant, ce n'est pas forcément le cas. En fait, il est probablement juste que les produits céréaliers complets contribuaient auparavant de façon positive à votre transit, mais ce n'est pas pour les raisons auxquelles vous pensez.

On sait que la majorité des personnes constipées ont une intolérance au gluten ou à d'autres composés alimentaires. Paradoxalement, la consommation de ces composés peut stimuler votre système digestif en améliorant le transit ; le but est d'évacuer ces aliments de votre corps le plus rapidement possible.

La solution n'est évidemment pas de réintroduire ces aliments, pas durant votre Défi 30 jours du moins. Alors, que pouvez-vous faire ?

MANGEZ PLUS DE GRAS

Lorsque vous mangez du gras, votre vésicule biliaire relâche de la bile dans vos intestins. La bile est non seulement nécessaire pour la digestion des graisses mais elle a également un effet stimulant sur le péristaltisme (contractions musculaires) de vos intestins.

S'il n'y a pas suffisamment de graisses dans votre alimentation (ou si vous les avez omises à cause de votre peur des graisses), il est temps de les réintroduire. Visez un minimum de 1 à 2 c. à soupe (15 à 30 mL) d'huile de coco, de beurre, de mayonnaise maison ou d'huile d'olive à CHACUN de vos repas. Vous pouvez aussi remplacer chaque portion de une c. à soupe de graisse par l'équivalent d'au moins la moitié d'un avocat, ½ tasse (125 mL) de copeaux de noix de coco non sucrée, de 30 g de noix ou de 2 c. à soupe de purée d'amandes ou de noisettes.

MANGEZ DE BONNES BACTÉRIES

Saviez-vous qu'une bonne partie de vos selles est constituée de bactéries de la flore intestinale ? Votre système digestif en comprend à peu près 2 kg. Ça fait beaucoup de bébêtes ! Une flore intestinale en équilibre contribue à une bonne élimination. Si vous avez souvent pris des antibiotiques, avez souffert d'intoxication alimentaire ou de tourista (diarrhée du voyageur), si vous êtes né par césarienne, n'avez pas été allaité au sein lorsque vous étiez bébé ou avez mangé beaucoup de sucre au cours de votre vie, il y a de bonnes chances que votre flore intestinale ne soit pas optimale.

Dans ces cas, prenez des suppléments de probiotiques ou mangez des aliments fermentés (choucroute crue ou yaourt nature si vous tolérez les produits laitiers) ou encore buvez du kéfir ou du kombucha (thé fermenté) pour essayer de rétablir votre flore intestinale et recommencer à faire de beaux cacas. ☺

HYDRATEZ-VOUS

Comme je le disais à la page 123, un état de légère déshydratation est fréquent lorsque l'on réduit sa consommation de glucides, comme c'est le cas avec le régime paléo. Si vous n'êtes pas suffisamment hydraté, il vous sera difficile d'aller à la selle. Et si vous y allez, vos selles risquent d'être sèches et dures et donc douloureuses et difficiles à éliminer.

Vous pouvez facilement résoudre ce problème en buvant davantage d'eau et en ajoutant ½ à 1 c. à café (2 à 5 mL) de sel non raffiné à vos aliments chaque jour. Le sel non raffiné aide votre corps à refaire ses réserves d'électrolytes pour que vous puissiez conserver la bonne quantité d'eau dans votre corps. Et le sel non raffiné va vous aider à rehausser vos repas paléo du même coup !

MANGEZ PLUS DE FIBRES

Bien que les fibres ne soient pas le seul facteur (ni le plus important) pour maintenir des selles normales, elles peuvent aider. Pas question de manger des produits céréaliers complets durant votre Défi 30 jours. Ne vous inquiétez pas, vous pouvez obtenir toutes les fibres dont vous avez besoin en mangeant les légumes, les fruits, les racines, les noix et les graines du régime paléo (voir tableau page suivante).

MARCHEZ !

Bouger est bon pour la santé et l'humeur en général, mais peut aussi être particulièrement bénéfique pour votre santé intestinale. L'activité physique peut aider à stimuler vos intestins à se remettre à bouger. La marche est adaptée à quasiment tout le monde. N'allez pas trop loin au cas où vous ayez enfin envie d'aller aux toilettes en cours de route !

ESSAYEZ LE MAGNÉSIUM

Prenez un bain de sel d'Epsom. Le magnésium qu'il contient peut facilement être absorbé au travers de votre peau. Il suffit d'ajouter environ 1 bol (250 mL) de sel d'Epsom dans votre bain le soir. Ça devrait vous aider non seulement à mieux dormir, mais également à aller à la selle le lendemain matin.

Une autre façon d'obtenir assez de magnésium est de prendre un supplément de magnésium. Le citrate de magnésium en poudre pris au coucher est le meilleur type de magnésium contre la constipation. Commencez avec une petite dose et augmentez graduellement chaque soir jusqu'à ce que vos selles soient régulières.

TENEUR EN FIBRES DE QUELQUES ALIMENTS PALÉO

ALIMENTS		PORTION	QUANTITÉ DE FIBRES
LÉGUMES	Brocoli, cuit	1 bol	5.1 g
	Légumes verts à feuilles, cuits	1 bol	4.3-5.1 g
	Choux de Bruxelles, cuits	1 bol	4.1 g
	Courge (courge spaghetti, butternut...)	1 bol	2.2-6.6 g
	Oignon, cuit	1 bol	2.9 g
	Chou-fleur, cuit	1 bol	2.9 g
	Aubergine, cuite	1 bol	2.5 g
	Carotte, crue ou cuite	1 bol	2.3 g
	Chou, cru ou cuit	1 bol	1.8-2.8 g
	Légumes verts à feuilles, crus	2 bols	1.3-2.1 g
	Choucroute, crue	¼ bol	0.9 g
FÉCULENTS	Patate douce, cuite (pelée)	1 bol	8.2 g
	Banane plantain, cuite	1 bol	3.5-4.6 g
	Patate, cuite (pelée)	1 bol	3.1 g
FRUITS	Baies (fraises, framboises, myrtilles...)	1 bol	3.6-8.0 g
	Poire	1 moyenne	5.5 g
	Mangue	1 moyenne	5.4 g
	Pomme	1 moyenne	4.4 g
	Figue sèche	5	4.1 g
	Banane	1 moyenne	3.1 g
	Orange	1 moyenne	2.3 g
ALIMENTS GRAS	Avocat	1 moyen	13.5 g
	Noix de coco (séchée et non sucrée, en copeaux)	2 c. à soupe	4.6 g
	Noix	1 petite poignée	1.9-3.5 g
	Beurre de noix	2 c. à soupe	3.2 g

AUTRE SOLUTION

Si vous souffrez de problèmes de constipation depuis longtemps et que le Défi 30 jours n'améliore pas les choses, vous devriez probablement consulter un expert en santé intestinale. Les autres causes possibles de constipation incluent la maladie cœliaque, l'intolérance au gluten ou d'autres types d'intolérances alimentaires (produits laitiers...), des problèmes de flore intestinale tels qu'une surcroissance de bactéries dans votre petit intestin, la malabsorption du fructose ou une intolérance aux FODMAP (lire page 43). Cela peut également être une mauvaise posture aux toilettes. Pour cela, veillez à surélever vos pieds avec un petit tabouret quand vous êtes assis sur la cuvette.

PROBLÈME N°3 : J'AI LA DIARRHÉE !

Ceci peut être lié à une mauvaise digestion des graisses. Ce problème est souvent associé aussi à des nausées, des lourdeurs d'estomac après les repas ou des selles pâles, flottantes et très malodorantes. Ces difficultés peuvent survenir si vous aviez l'habitude de manger peu de graisses, si vous n'avez plus votre vésicule biliaire ou si vous avez augmenté votre consommation de graisses de façon drastique.

Pour pallier ce problème, vous pouvez utiliser une (ou une combinaison) des stratégies suivantes :

- Réduisez temporairement votre consommation de graisses et augmentez-la à nouveau graduellement pour laisser le temps à votre système digestif de s'adapter.
- Prenez la plupart de vos graisses sous forme de noix de coco (huile de coco, copeaux de noix de coco, beurre de coco et lait de coco) dont les triglycérides à chaîne moyenne ne nécessitent pas de bile pour être absorbés et utilisés par votre corps.
- Utilisez des suppléments d'extraits de bile bovine, de bétaïne HCL et/ou d'enzymes digestives (lipase). Consultez votre médecin pour vous assurer de prendre des suppléments qui vous conviennent.

PROBLÈME N°4 : J'AI DES FRINGALES INCONTRÔLABLES !

Les fringales sont un signe que votre taux de sucre est instable ou que votre corps était « accro » à certains aliments (pain, biscuit, yaourt, chocolat...). Ne cédez pas à la tentation de tout laisser tomber.

Les envies soudaines et irrépressibles de sucré peuvent partir d'elles-mêmes en quelques jours ou quelques semaines. Vous pouvez rendre les choses plus faciles en vous assurant de manger suffisamment de graisses, de protéines et de légumes à chaque repas, en mangeant plus régulièrement (toutes les 2 à 3 heures) et en trouvant des substituts paléo pour combler vos fringales : œufs à la coque, reste de brochette de poulet, thé vert, fruits, noix, copeaux de noix de coco ou chocolat noir (70 % de cacao minimum).

Si vous avez encore toute la misère du monde à vous contrôler, vous pouvez vous procurer de la poudre de L-glutamine (pas de la glucosamine !), un acide aminé (constituant des protéines) que l'on peut trouver en pharmacie, sur Internet ou dans un magasin bio. Prenez-en 500 à 1 000 mg avant de petit déjeuner, en milieu de matinée et encore en milieu d'après-midi ; ceci devrait vous aider à calmer vos « pulsions ». Si vous avez une soudaine envie de manger des « cochonneries », vous pouvez prendre une dose additionnelle directement sous la langue. Vous devriez vous sentir soulagé en 5 à 10 minutes. La L-glutamine ne comporte ni risque ni contre-indication (à moins que vous ne preniez certains types de médicaments contre le cancer ou l'épilepsie). En cas de doute, si vous êtes malade ou que vous prenez un médicament, consultez votre médecin.

PROBLÈME N°5 : JE SUIS FATIGUÉ ! JE N'AI PAS D'ÉNERGIE !

Il peut être normal de se sentir un peu plus fatigué que d'habitude lorsque vous commencez le Défi 30 jours. En effet, votre corps doit passer par une courte période d'adaptation qui peut être éprouvante physiquement (lire page 123). Mais cette fatigue ne devrait généralement pas durer plus de quelques jours. Dans le cas contraire, il faut trouver la cause de la persistance. Généralement, on est fatigué parce que l'on a oublié d'implémenter une des trois stratégies décrites précédemment pour lutter contre les effets secondaires et faciliter la transition vers une alimentation paléo.

MANGEZ PLUS DE GRAS!

Vous ne pouvez pas supprimer les glucides ET les graisses en même temps. Votre corps doit tirer son énergie de quelque chose et il est vraiment difficile (et déconseillé) d'avoir plus de 30 à 35 % de ses besoins énergétiques couverts par les protéines. Les graisses sont donc la meilleure option pour améliorer votre énergie. Si on n'en consomme pas suffisamment, on n'a pas assez d'énergie pour réparer et entretenir son corps, mais aussi pour le faire fonctionner et accomplir toutes les activités quotidiennes. Vous ne vous attendriez jamais à ce que votre voiture roule sans essence, non ? C'est la même chose pour vous. Même si vous essayez de perdre du poids. Au lieu de tenter de faire rouler votre voiture à partir des vapeurs d'essence, faites plutôt régulièrement le plein de la meilleure essence, celle qui possède le plus haut niveau d'octane possible. Votre moteur roulera plus tranquillement et plus longtemps avec la même quantité d'énergie et vous aurez moins de pannes sur la route !

Visez, entre la cuisson et l'assaisonnement, un minimum de 1 à 2 c. à soupe (15 à 30 mL) de graisses par repas. Si vous êtes actifs ou avez souvent faim entre vos repas, prenez un minimum de 3 à 4 c. à soupe ou mangez plusieurs petits repas riches en graisses à des intervalles de 2 à 3 heures. Si vous n'osez pas le faire à cause d'une difficulté à les digérer, lisez mes conseils à la page 137.

Essayez différents types de graisses, tels que l'huile de coco, le beurre, la mayonnaise maison ou l'huile d'olive à CHACUN de vos repas. Vous pouvez aussi remplacer la ou les 2 c. à soupe de graisses par l'équivalent d'au moins la moitié d'un avocat, quelques tranches de lard, ½ bol de copeaux de noix de coco non sucrés, une petite poignée de noix ou 2 c. à soupe de purée d'amandes ou de noisettes.

BUVEZ SUFFISAMMENT D'EAU

La plupart des Occidentaux consomment autour de 300 g de glucides par jour (ou même plus). Le régime paléo, en diminuant les produits céréaliers et le sucre, peut réduire votre apport en glucides de plus de la moitié. En n'ayant pas à produire autant d'insuline qu'auparavant, votre corps va avoir plus de difficulté à maintenir un niveau adéquat d'hydratation au départ. Et la légère forme de déshydratation qui en résulte pourrait être la cause des problèmes de fatigue, surtout s'ils persistent plus de 3 ou 4 jours, associés à des étourdissements (notamment quand vous passez de la position assise à debout), de l'irritabilité, des maux de tête ou des problèmes de constipation.

Buvez au moins 8 verres d'eau (soit 2 litres) chaque jour. Buvez davantage si vous êtes actif ou s'il fait chaud. Vous pouvez également consommer du thé vert, des tisanes ou du bouillon de poulet maison (fait à partir d'os, pas de bouillon cube !) pour vous réhydrater et vous « ravigoter » du même coup.

AJOUTEZ DU SEL !

Pour aider votre corps à conserver la juste quantité d'eau pour vous permettre de fonctionner de façon optimale, ajoutez du sel à vos aliments (lire page 125).

PROBLÈME N°6 : JE NE PERDS PAS DE POIDS ! (OU MES PROGRÈS AU NIVEAU SANTÉ OU PERFORMANCE PHYSIQUE STAGNENT)

Si vous avez véritablement (et raisonnablement) du poids à perdre, manger paléo devrait vous aider. Les changements sont habituellement plus rapides chez les hommes et les personnes ayant beaucoup de poids à perdre (ou celles qui avaient l'habitude de consommer beaucoup de produits céréaliers, de sucre et d'aliments transformés).

Les femmes, surtout celles ayant des problèmes de thyroïde ou de syndrome des ovaires polykystiques (SOPK), doivent être plus patientes. Le régime paléo n'est pas un régime comme les autres que l'on suit durant un mois ou deux dans le but de maigrir. Encore une fois : il faut être patient. Utilisez l'information que vous avez apprise au cours de votre Défi paléo 30 jours pour adopter une façon de manger qui vous convient. Transformez votre nouvelle façon de manger en un mode de vie et laissez le temps à votre corps de faire ce qu'il a à faire pour retrouver un poids idéal et une santé optimale.

Cependant, si vos efforts ne semblent pas porter leurs fruits, il est peut-être temps de passer à l'étape suivante et de voir si d'autres facteurs pourraient être en jeu.

UN ALIMENT DE VOTRE RÉGIME PALÉO VOUS EMPÊCHE DE PERDRE DU POIDS ?

Si vous avez fait le Niveau 1 ou le Niveau 2 du Défi 30 jours, je vous mets au défi de passer au niveau suivant pour le mois prochain. Il se peut qu'un des groupes d'aliments que vous consommez encore de façon régulière inhibe votre perte de poids. Plusieurs personnes passées au paléo témoignent que ce n'est que lorsqu'elles ont éliminé les sucres artificiels ou les noix, noisettes, amandes... qu'elles ont commencé à perdre du poids. Il n'y a pas vraiment de raisons scientifiques pour expliquer ce type de phénomène, mais ça vaut la peine de faire votre propre petite expérience en les éliminant pendant un mois ou deux et voir si cela stimule la perte de poids.

RÉDUISEZ LA CAFÉINE

Tentez, si vous en consommez toujours, d'arrêter pendant un mois ou deux le café, le thé noir, les sodas au cola, les boissons énergisantes et le chocolat. Il semble que la caféine que ces produits contiennent peut vous empêcher de perdre du poids en « surstimulant » la production du cortisol. Le cortisol est l'une des principales hormones du stress. L'excès de cette hormone peut légèrement augmenter votre taux de sucre et donc favoriser la prise de poids. Éviter la caféine peut réduire votre cortisol et empêcher la formation de sucre dans votre corps pour que vous puissiez continuer à améliorer votre silhouette.

RÉDUISEZ OU SUPPRIMEZ LES PRODUITS LAITIERS

Les produits laitiers contiennent des hormones destinées aux veaux pour les aider à grandir. Mais ils peuvent aussi agir sur la croissance des enfants. Si vous avez déjà atteint votre taille adulte et que vous avez cessé de grandir en hauteur, les hormones des produits laitiers pourraient bien vous faire grandir en largeur ! De plus, les protéines des produits laitiers stimulent de façon démesurée la production d'insuline par votre pancréas (lire page 41). Si vous vous souvenez bien, un des principaux rôles de l'insuline est de stocker les glucides que vous mangez sous forme de graisses. Pour certaines personnes, éliminer ou réduire sa consommation de produits laitiers peut faire toute la différence.

ALLEZ-Y MOLLO SUR LES DOUCEURS PALÉO...

Il existe une panoplie de façons de transformer vos recettes de crêpes, muffins, biscuits et autres desserts pour les rendre paléo (voir recettes page 179). Éliminer les farines de céréales et utiliser des ingrédients plus naturels rendent ces aliments moins nocifs pour votre santé. Toutefois, elles sont si délicieuses qu'il est tentant de trop en manger ! Bien que les calories ne soient pas le facteur le plus important pour votre poids, un excès de calories, même paléo, peut ralentir ou empêcher vos progrès.

... ET SUR LES NOIX, NOISETTES, AMANDES ET NOIX DE COCO

La plupart de ceux qui passent au paléo placent les noix, amandes, noisettes, le beurre de noix de coco et les purées d'amandes et de noisettes en très bonne position dans leur alimentation. Bien que les noix fassent partie des aliments paléo, il peut être facile d'en manger un peu trop... Si vous avez du mal à vous limiter à une petite poignée de noix et que vous finissez souvent par manger tout le sachet ou si, au lieu de manger une cuillère ou deux de beurre de noix de coco, vous mangez la moitié ou la totalité du pot, peut-être serait-il plus sage de les éviter pendant quelques semaines et de voir ce qu'il se passe...

RÉDUISEZ VOTRE CONSOMMATION DE GLUCIDES

Il est fréquent que les personnes qui ont du mal à perdre du poids souffrent de résistance à l'insuline et/ou ont un surplus d'insuline dans leur sang (hyperinsulinémie). On sait en effet qu'une trop grande quantité d'insuline favorise le stockage des graisses.

Comment régler le problème ? Pour permettre à votre corps de réduire sa production d'insuline et de brûler à nouveau des graisses, essayez de réduire votre consommation de glucides : légumes riches en glucides, fruits et douceurs paléo (muffins et biscuits à base de farine d'amande ou de farine de noix de coco par exemple).

Consultez le tableau de la page 49 pour un rappel des sources de glucides dans le régime paléo. À partir de ces données, vous pouvez essayer de calculer votre consommation actuelle de glucides. En mangez-vous 75 g, 100 g ou 150 g ? Lorsque vous aurez déterminé ce chiffre, essayez de diminuer un peu la quantité jusqu'à ce que vous commenciez à perdre du poids à nouveau.

Certaines personnes doivent être très strictes avec leurs glucides et ne se limiter qu'à ceux qui se trouvent naturellement dans les légumes pauvres en glucides (salade, tomate, brocoli, courgette et concombre par exemple). N'ayez crainte si c'est votre cas puisqu'il est possible d'obtenir tous les vitamines et minéraux dont vous avez besoin sans manger de légumes riches en glucides ou de fruits.

Une fois votre poids idéal atteint, vous pouvez jouer avec votre consommation de glucides et l'augmenter légèrement jusqu'à ce que vous trouviez le juste milieu, qui vous donne plus de flexibilité avec vos repas tout en permettant de maintenir votre poids santé.

CONTRÔLEZ VOTRE STRESS

Votre alimentation contribue à 75 % dans la perte de poids. Vos habitudes de vie contribuent aux 25 % restants.

Le stress au travail, le stress à la maison et le stress de la vie en général peuvent vous empêcher de perdre du poids et même vous faire grossir, surtout au niveau du ventre. Tout ça est dû aux hormones de stress, principalement le cortisol, que l'on relâche en période de stress (lire page 144).

Se peser tous les jours (ou même plus souvent) ou être constamment préoccupé par la nourriture et son poids est une autre forme de stress qui peut faire beaucoup plus de mal que de bien. Ne pas dormir suffisamment ou faire trop d'exercice est également perçu comme une forme de stress pour le corps. Résultat : pas de perte de poids et une moins bonne guérison... même si votre régime est parfait !

Si déménager sur une île déserte n'est pas encore dans vos projets, il va vous falloir trouver d'autres stratégies pour apprendre à mieux gérer votre stress et ainsi optimiser votre poids et votre santé. Le monde dans lequel nous vivons va toujours nous apporter du stress sous une forme ou une autre. Cependant, vous pouvez changer la façon dont vous y réagissez et tenter d'adopter de nouvelles habitudes de vie pour prendre soin de vous.

La méditation et d'autres techniques de relaxation devraient ainsi faire partie de vos nouvelles habitudes de vie. Non, il n'est pas nécessaire de vous asseoir pendant des heures avec les jambes croisées et les doigts en l'air en écoutant des chants anciens ! Je n'ai rien contre, mais la plupart des gens sont trop pressés pour ça. À la place, trouvez des façons d'intégrer des activités qui vous aident à vous sentir plus calme et relaxé, idéalement chaque jour. Voici quelques idées, mais n'oubliez pas que chacun est différent et que vous allez devoir trouver ce qui vous convient le mieux.

PRATIQUEZ UN HOBBY

Le dessin, la photographie, l'écriture, la lecture, le scrapbooking, cuisiner (des petits plats paléo bien sûr !), tricoter, faire de la menuiserie, du yoga...

JOUEZ AVEC UN ANIMAL

Le contact avec les animaux est très relaxant (à moins que vous y soyez allergique ou que vous choisissiez un animal non apprivoisé !).

PASSEZ DU TEMPS DANS LA NATURE

Allez vous balader, à la pêche ou tout simplement vous allonger dans un parc pour observer les nuages...

RESPIREZ PAR LE VENTRE

Prenez le temps de vous asseoir ou de vous coucher sur le dos et prenez de grandes respirations avec votre ventre. Comptez doucement de 1 jusqu'à 8 en inspirant l'air par le nez et en gonflant votre ventre, tout comme si vous aviez un ballon dans le ventre. Prenez une pause d'une seconde et puis expirez l'air en décomptant de 7 jusqu'à 0 en dégonflant votre ventre, tranquillement. Répétez cet exercice au moins 3 fois et idéalement pendant 5 minutes. Vous vous sentirez beaucoup mieux, garanti !

PRENEZ DES VACANCES MENTALES

Installez-vous confortablement et fermez vos yeux. Visualisez un endroit où vous aimeriez aller (dans le Sud, en Amérique ou à la montagne) ou un moment que vous avez vécu dans le passé qui vous a rendu particulièrement heureux (une rencontre de famille, une randonnée dans la nature ou un voyage passé). Imaginez chacune des sensations avec le plus de détails possible. La température qu'il fait, la sensation du soleil ou du vent sur votre peau, les sons que vous entendez, les odeurs que vous percevez et les images que vous voyez. Profitez de vos vacances mentales pendant 30 secondes si c'est tout ce que vous avez ou 10-15 minutes si vous le pouvez ! ☺

ÉCRIVEZ UNE LISTE DE GRATITUDE

C'est votre devoir de ce soir. Prenez une feuille de papier et écrivez au moins 10 choses pour lesquelles vous êtes reconnaissant aujourd'hui. Peut-être êtes-vous reconnaissant d'avoir votre famille, d'avoir plus d'énergie ou d'avoir passé un peu de temps sous les rayons du soleil aujourd'hui. Il n'y a pas de bonnes ou de mauvaises réponses. Ce simple exercice relâche certains types d'hormones dans votre corps (telles que l'ocytocine) qui calment instantanément votre corps. Le sentiment de gratitude et de reconnaissance est un des plus efficaces pour calmer. Répétez l'exercice tous les jours si vous voulez ou affichez votre liste sur le frigo pour la relire au besoin.

RIEZ !

Le rire est la meilleure médecine ! Passez du temps avec des amis qui vous font rire et évitez ceux qui sont déprimés et ont toujours plein de problèmes à raconter ! Regardez une comédie à la télévision ou jouez avec un animal de compagnie. Une autre façon d'obtenir tous les bienfaits du rire est de se forcer à rire tout seul pendant 2 à 5 minutes. Oui, ça a l'air un peu fou et ridicule, alors ne le faites pas dans une réunion au bureau ou dans l'autobus. Mais vous pouvez le faire sous la douche, dans la voiture ou à la maison. Riez en « ha », « ho » ou « hi ». Alternez. C'est tout un exercice, vous verrez. Gérer le stress, c'est sérieux ! Sensation de calme et de bien-être garantie.

PRENEZ SOIN DE VOTRE SOMMEIL

Un sommeil réparateur et de qualité aide, certes, à mieux affronter le stress de la vie, mais permet aussi la synthèse de plusieurs hormones importantes pour brûler du gras et conserver ou augmenter la masse musculaire. Ça tombe bien, selon de nombreux adeptes du paléo, l'alimentation paléo favorise le sommeil et diminue les insomnies.

Essayez de dormir entre 8 et 9 heures par nuit. Si vous avez encore des problèmes de sommeil, essayez de réduire toutes les sources de lumière, notamment celles provenant des écrans (télévision, ordinateur, smartphone...) 1 à 2 heures avant votre coucher. Prenez l'habitude de ne pas dépasser 22h00 ou 23h00 pour aller au lit. Baissez les lumières le plus possible durant la soirée et préférez les lampes de chevet aux plafonniers. L'idée est de mimer l'effet du soleil couchant, ce qui devrait aider votre corps à se préparer pour une bonne nuit de sommeil. Une ou deux heures avant de dormir, évitez de regarder la télévision, l'ordinateur ou votre téléphone. Préférez la lecture, discuter, écrire, dessiner, écouter de la musique, ou encore faire l'amour (☺ !) qui sont des activités relaxantes qui ralentissent votre corps, vous calment et vous aident à passer en « mode dodo ».

NE LAISSEZ PAS TOMBER L'EXERCICE PHYSIQUE (OU OUBLIEZ-LE SI VOUS EN FAITES TROP !)

Faire une marche de 30 minutes 3 à 4 fois par semaine est aussi efficace que de prendre un antidépresseur. En plus, vous aurez tous les bienfaits additionnels pour votre santé : moins de dépression et de troubles de l'humeur, meilleure pression artérielle, meilleure glycémie, plus de « bon » cholestérol HDL, moins d'inflammation, meilleure masse musculaire, moins de kilos en trop, des os solides et moins de risques de développer des maladies chroniques.

Faire un peu d'activité physique de façon régulière peut vous aider à mieux gérer le stress dans votre vie. Pas besoin de s'inscrire à un club de gym. La marche et quelques activités de musculation faites à la maison avec des petites altères ou des bandes élastiques, 3 à 4 fois par semaine, sont suffisantes.

Si vous êtes déjà un maniaque de l'activité physique, il est en revanche peut-être temps de ralentir. Trop est aussi néfaste que pas assez ! Faire de l'exercice de façon intense pendant de trop longues périodes de temps ou trop souvent peut nuire à votre santé. Le corps humain n'est pas conçu pour courir de longues distances ou faire des activités pendant des heures.

Si vous faites plus de 3 à 4 heures d'activité physique intense chaque semaine, mieux vaut ralentir. Le surentraînement est un réel problème.

Même si vous brûlez des tonnes de calories, le surentraînement peut vous empêcher de perdre du poids en stressant votre corps et en augmentant vos niveaux de cortisol. Beaucoup de gens souffrant de surentraînement commencent à perdre du poids une fois qu'ils arrêtent de courir ou de faire du *spinning* tous les matins (sorte de vélo d'appartement sur lequel on pédale de manière intensive dans une salle de sport) et qu'ils substituent ces activités par davantage de temps pour dormir, se relaxer ou faire des activités physiques plus appropriées pour le corps humain, telles que la marche, des petits sprints de temps en temps et des activités de musculation.

Si vous n'avez pas de poids à perdre, le surentraînement peut vous empêcher d'optimiser votre santé. Si vous avez des blessures fréquentes, des douleurs qui ne partent pas, souffrez de fatigue ou avez un problème de santé que vous n'arrivez pas à contrôler, mon conseil : ralentissez.

L'EXERCICE EST LA PILULE MIRACLE POUR AMÉLIORER AUTANT VOTRE SANTÉ PHYSIQUE QUE MENTALE!

CONCLUSION

Et voilà ! Vous en savez maintenant (presque) autant que moi ! Ce livre comprend une tonne d'informations et il est normal que vous ayez besoin d'un peu de temps pour tout intégrer.

Laissez mijoter ces idées et théories, en gardant à l'esprit qu'il n'est pas nécessaire que vous compreniez toute la science de la nutrition paléo pour en bénéficier. La meilleure façon de comprendre comment votre façon de manger vous affecte est de mener vos propres expériences, notamment à travers le Défi 30 jours.

Les médecins, les nutritionnistes et tous les experts autoproclamés ne sauront jamais mieux que vous ce que *vous* devez manger. Il y a 1 000 façons de faire de la sauce pour les spaghettis et chaque famille trouve sa recette préférée. Il est maintenant temps de trouver votre formule magique qui vous permettra de vous sentir mieux dans votre corps et votre tête.

J'espère que vous allez vous donner la peine de faire le Défi 30 jours et d'essayer différentes recettes paléo (lire les pages suivantes) pour voir comment votre corps réagit à ces changements. Il n'y a pas UN régime paléo identique pour tout le monde mais un régime paléo comportant de très nombreuses variantes adaptées aux situations de chacun.

Venez aussi visiter mon blog JeMeMetsAuPaleo.com ; vous y trouverez de nombreuses informations, des recettes et des menus.

N'hésitez surtout pas à me donner votre témoignage en m'envoyant le récit de vos aventures paléo à l'adresse aglaee@jememetsaupaleo.com.

À votre santé !

Aglaée

LES RECETTES

Voici quelques unes de mes recettes pour vous aider à garder une alimentation variée durant le Défi 30 jours, mais aussi après si vous décidez d'adopter le régime paléo.

Vous allez voir que ce n'est pas difficile avec la multitude de viandes, de poissons, la grande variété de légumes et de fruits, toutes les graisses, épices et aromates que vous pouvez utiliser !

ACCOMPAGNEMENTS

DOUCEURS PALÉO

SAUCES ET BOUILLON

PETITS DÉJEUNERS ET PRÉPARATIONS À BASE D'ŒUFS

OMELETTE AU CHORIZO ET SALADE DE LÉGUMES CROQUANTS

2 personnes 15 min

INGRÉDIENTS

- 4 ou 5 œufs
- 120 g de chorizo sans gluten (bien lire l'étiquette !)
- 3 c. à s. d'huile d'olive
- 2 carottes
- 2 petites courgettes
- ½ citron pressé
- Sel non raffiné et poivre

- Laver les légumes. Couper les courgettes en 4 dans le sens de la longueur puis en tranches fines, et la carotte en julienne.
- Arroser de citron et de 2 c. à s. d'huile d'olive.
- Saler et bien mélanger.
- Battre les œufs dans un bol. Poivrer.
- Faire chauffer 1 c. à s. d'huile d'olive dans la poêle sans la faire fumer. Faire revenir le chorizo pendant 2 ou 3 min. Puis verser les œufs battus.
- Faire cuire l'omelette 3 ou 4 min puis la retourner et prolonger la cuisson 2 min de plus.
- Servir l'omelette accompagnée de la salade de courgettes et de carottes.

ŒUFS AU LARD ET AUX LÉGUMES

2 personnes 15 min

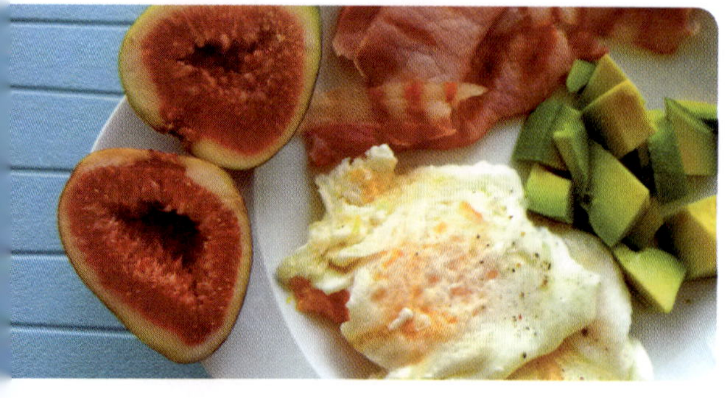

INGRÉDIENTS

- 4 œufs
- 3 tranches de lard pas trop épaisses
- 1 c. à s. de saindoux
- 1 tomate
- 3 champignons de Paris émincés
- ½ avocat

- Dans une poêle, faire chauffer le saindoux.
- Ajouter la tomate coupée en tranches et la faire revenir à feu vif pendant 5 min.
- Ajouter les champignons et prolonger la cuisson quelques minutes. Réserver dans un bol.
- Nettoyer la poêle et mettre les tranches de lard à dorer 1 ou 2 min. Réserver.
- Casser les œufs dans la poêle.
- Quand le blanc d'œuf est cuit, retirer du feu.
- Dans l'assiette, mettre les œufs au plat, les légumes, le lard et le ½ avocat en tranches. Servir.
- Saler et poivrer dans l'assiette.

ŒUFS BROUILLÉS AUX ÉPINARDS, CHAMPIGNONS ET FÉTA

1 personne 10 min

INGRÉDIENTS

- 1 à 2 c. à s. de graisse de canard, de saindoux ou de beurre (frais ou clarifié)
- 3 ou 4 œufs
- 1 poignée d'épinards frais
- 1 poignée de champignons de Paris émincés
- 1 tomate coupée en petits cubes
- 30 g de féta
- 1 pincée de sel non raffiné
- Poivre, basilic, origan, persil (facultatif)

- Faire chauffer la graisse de votre choix dans une poêle à feu moyen, sans la faire fumer. Ajouter les légumes et les faire sauter quelques minutes en remuant.
- Baisser le feu, ajouter les œufs et brasser le mélange avec une cuillère de bois jusqu'à ce que les œufs soient fermes.
- Ajouter le sel non raffiné ainsi que les aromates.
- Transférer dans une assiette et parsemer de féta. Déguster.

Vous pouvez préparer une double portion de ce plat et en réchauffer les restes le lendemain pour votre petit déjeuner. Si vous avez choisi un niveau du Défi paléo sans produit laitier, ne mettez pas de féta, c'est tout aussi bon !

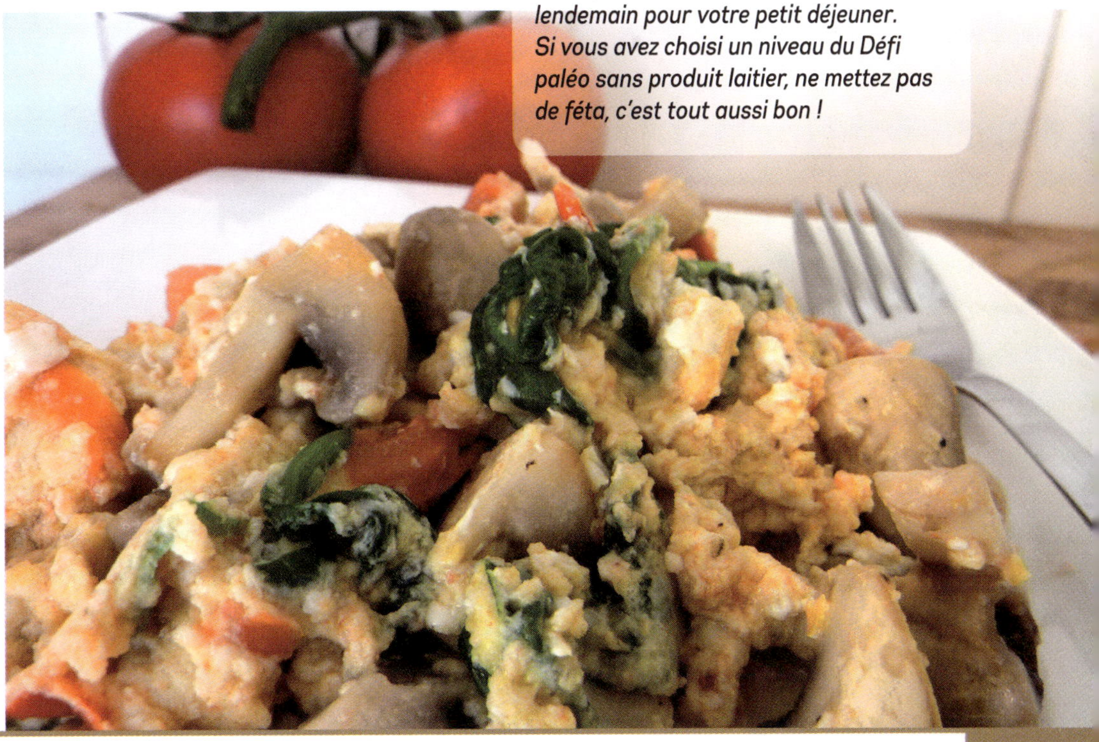

ŒUFS BROUILLÉS AUX FRUITS ROUGES

1 personne 10 min

INGRÉDIENTS

- 1 à 2 c. à s. de beurre
- 2 à 3 œufs
- ½ verre de lait de coco
- 1 grosse poignée d'un mélange de baies (myrtilles, framboises...), d'amandes effilées et/ou de noix de coco râpée non sucrée
- 1 c. à s. de miel (ou de sirop d'érable)

- Dans une poêle, faire fondre le beurre. Ajouter les œufs.
- Cuire à feu moyen en brassant régulièrement (un peu comme des œufs brouillés) pendant environ 5 min jusqu'à ce que les œufs soient cuits.
- Ajouter les baies, les amandes et/ou la noix de coco râpée ainsi que le lait de coco.
- Ajouter le miel ou le sirop d'érable.
- Bien mélanger et servir tout de suite pour le petit déjeuner.

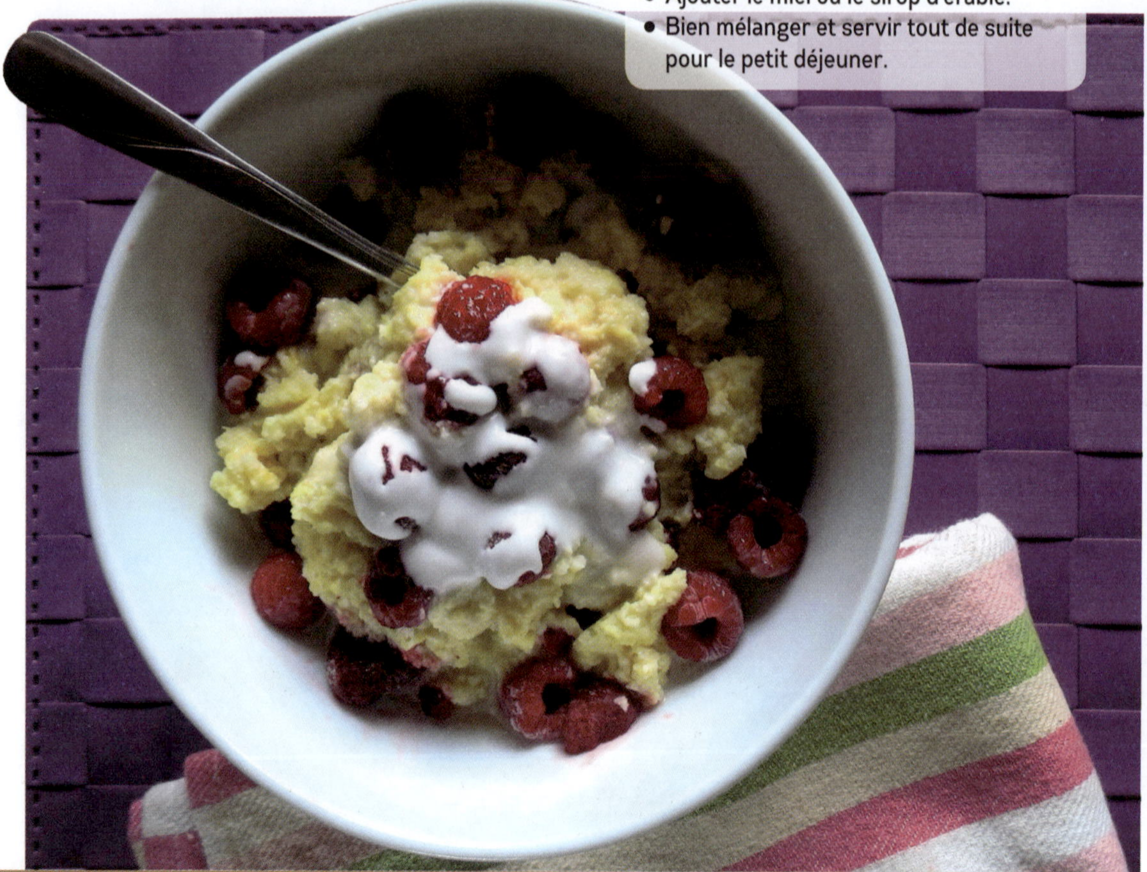

MUFFINS OMELETTES

12 muffins — 15 min + 10 mn de cuisson

INGRÉDIENTS

- 4 œufs
- 1 bol d'un mélange de légumes émincés finement et cuits à la poêle (au choix : oignon, courgette, poivron, carotte, poireau, champignon, etc.)
- 1 à 2 c. à s. de beurre
- Sel non raffiné, poivre, épices et aromates au choix
- Facultatif : bacon, saucisse ou fromage

- Dans un bol, mélanger les œufs, les légumes cuits, le sel non raffiné, le poivre, les herbes et les épices, éventuellement le bacon et/ou le fromage.
- Verser dans des moules à muffins en silicone ou en métal graissés.
- Cuire au four à 180°C pendant environ une dizaine de minutes jusqu'à ce que les muffins omelettes soient cuits.
- Garder au réfrigérateur pour en manger au petit déjeuner ou comme collation.

Ces muffins omelettes peuvent être congelés.

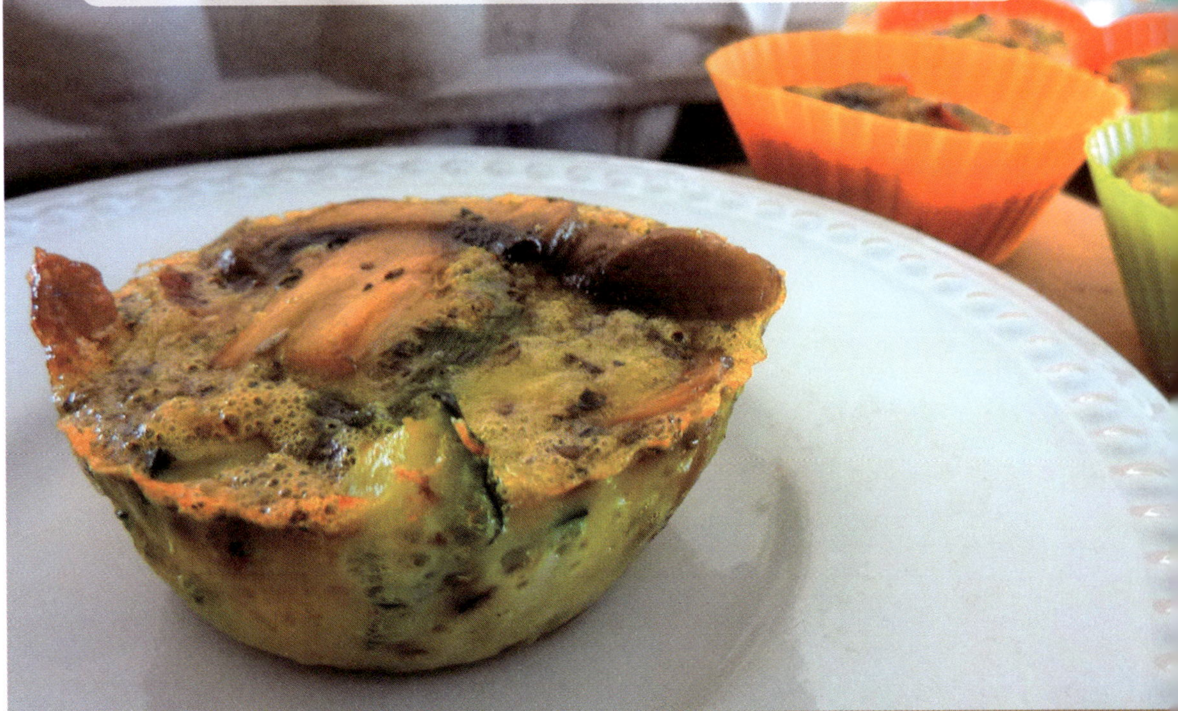

SMOOTHIE PALÉO

1 personne 5 min

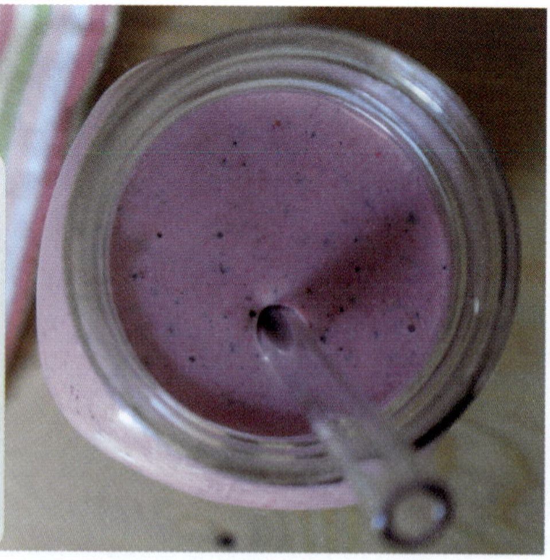

INGRÉDIENTS

- 125 à 250 ml de lait de coco
- 1 verre à moutarde de fruits (au choix : banane, mangue, fraises, myrtilles, framboises... seuls ou en mélange, en veillant à ce que certains fruits soient sucrés au goût)
- 1 à 2 c. à s. de purée d'amande
- Quelques gouttes d'extrait de vanille naturelle
- Eau pour obtenir la consistance désirée

- Placer tous les ingrédients, sauf l'eau, dans un mixer et faire tourner jusqu'à ce que votre smoothie soit homogène.
- Ajouter un peu d'eau jusqu'à l'obtention de la consistance désirée.
- Boire immédiatement.

Il est possible de préparer ce smoothie à l'avance et de le garder au réfrigérateur pour une collation plus tard dans la journée.

FAUX PORRIDGE

2 personnes 10 min

INGRÉDIENTS

- 1 verre à moutarde d'amandes effilées
- 1 verre à moutarde de noix de coco râpée
- ½ banane mûre
- ½ verre à moutarde de lait de coco
- Facultatif : vanille liquide, cannelle, fruits frais ou secs

- Mettre les amandes, la noix de coco et la banane mûre écrasée dans un robot culinaire type blender.
- Mélanger jusqu'à l'obtention de la texture désirée.
- Verser dans un bol et chauffer environ 1 min au four micro-ondes (ou dans une petite casserole sur le feu) de manière à ce que la préparation soit entre tiède et chaude.
- Ajouter le lait de coco et le parfum, les épices et/ou les fruits selon les envies.
- Déguster.

PLATS PALÉO

SALADE DÉJEUNER PALÉO

1 personne — 10 min

INGRÉDIENTS

- 3 ou 4 œufs
- ½ à 1 avocat
- 1 à 2 c. à s. d'huile d'olive extra-vierge
- 1 à 2 c. à s. de jus de citron
- Sel non raffiné et poivre

- Faire cuire les œufs 6 à 8 min dans l'eau, les refroidir et les couper en gros morceaux.
- Peler l'avocat et couper également la chair en morceaux.
- Mettre les œufs et l'avocat dans un bol.
- Ajouter l'huile, le citron, le poivre et le sel.
- Mélanger tous les ingrédients. C'est prêt !

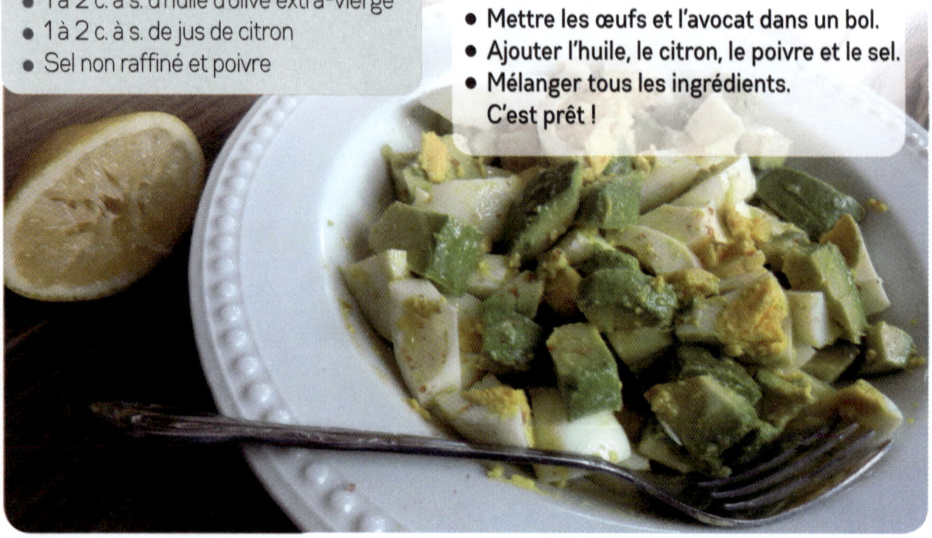

SALADE ENDIVES, POULET, NOIX ET POMMES

2 personnes — 10 min

INGRÉDIENTS

- 2 ou 3 endives
- 200 g de poulet froid (environ)
- 1 ou 2 pommes reinettes
- 1 poignée de cerneaux de noix
- 3 ou 4 c. à s. de mayonnaise maison (recette page 190)

- Laver les endives et les couper en tronçons de 1 cm.
- Mettre dans un saladier.
- Couper le poulet et les pommes en petits cubes.
- Ajouter les cerneaux de noix.
- Ajouter la mayonnaise maison.
- Mélanger et servir.

SUPER SALADE SPÉCIAL OMÉGA-3 ET CALCIUM

1 à 2 personnes

15 min

INGRÉDIENTS

- 1 à 2 bols de fèves vertes cuites
- ½ verre à moutarde de carottes crues râpées
- 90 à 180 g de sardines en boîte nature avec les arêtes
- 1 à 2 c. à s. d'huile d'olive
- 1 à 2 c. à s. de jus de citron
- Sel non raffiné, poivre, persil (et/ou ciboulette, basilic...)

- Ouvrir et égoutter la boîte de sardines.
- Les mélanger avec les fèves vertes et les carottes râpées.
- Verser un filet d'huile d'olive et de jus de citron, saler, poivrer, ajouter le persil et/ou les fines herbes.
- Servir tout de suite ou conserver quelques heures au frigo pour votre prochain lunch !

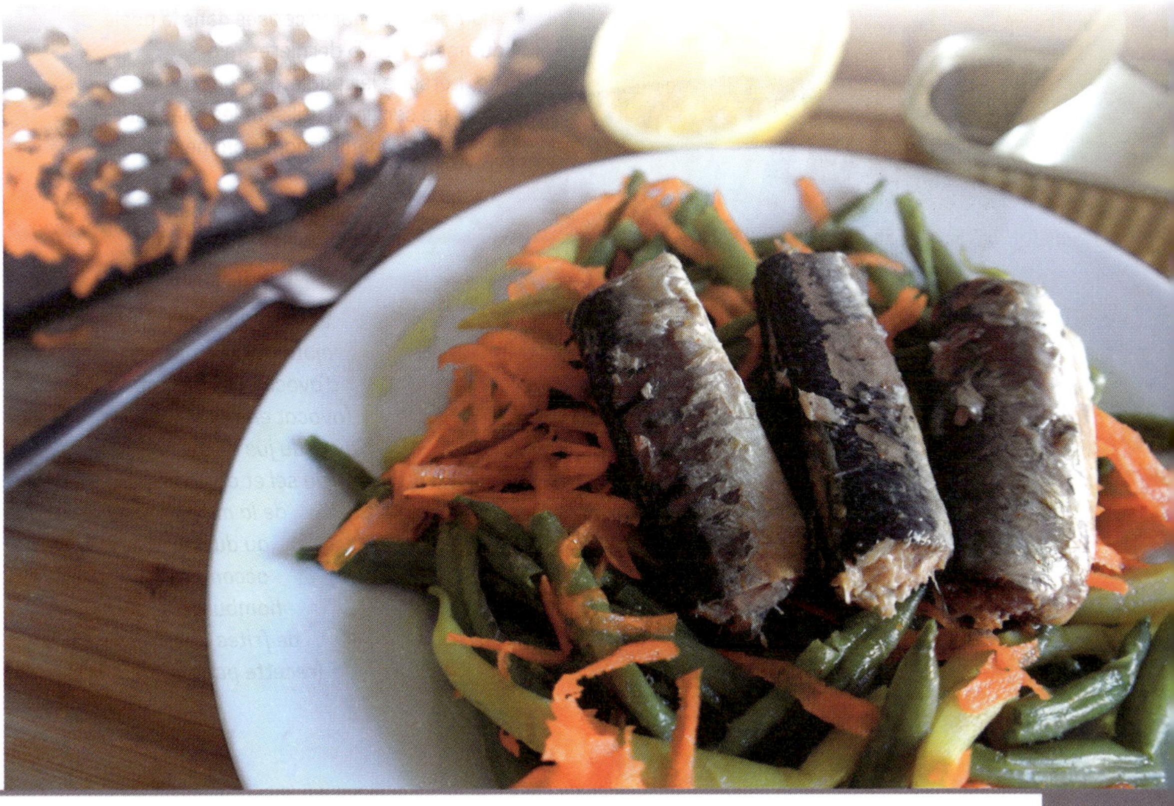

HAMBURGERS PALÉO

2 à 4 personnes — 30 min

INGRÉDIENTS

- 500 g de viande hachée (bœuf, agneau...)
- 10 à 12 olives violettes (ou à défaut olives noires)
- 4 à 5 tomates séchées
- 2 à 3 cébettes
- Sel non raffiné, poivre
- Quelques brins de persil ou de basilic.
- 8 très gros champignons de Paris
- 12 tomates cerises

- Réhydrater les tomates en les trempant dans l'eau bouillante quelques minutes.
- Placer les chapeaux des champignons sur un papier cuisson sur une plaque de four. Ajouter un filet d'huile d'olive et cuire au four à 180°C pendant 15 à 20 min.
- Dans un bol, mélanger la viande avec les olives, les tomates séchées et les cébettes coupés en petits morceaux. Ajouter le sel, le poivre et le persil (ou basilic) ciselé.
- Façonner 4 boulettes de viande et les cuire avec un peu d'huile dans une poêle à feu moyen (ou sur un grill) environ 7 à 8 min.
- Ajouter les tomates cerises dans la poêle durant les 3 à 5 dernières min.
- Lorsque les boulettes sont cuites, les servir en utilisant les chapeaux des champignons comme du pain à hamburger.
- Garnir de tomates cerises grillées pour remplacer le ketchup.

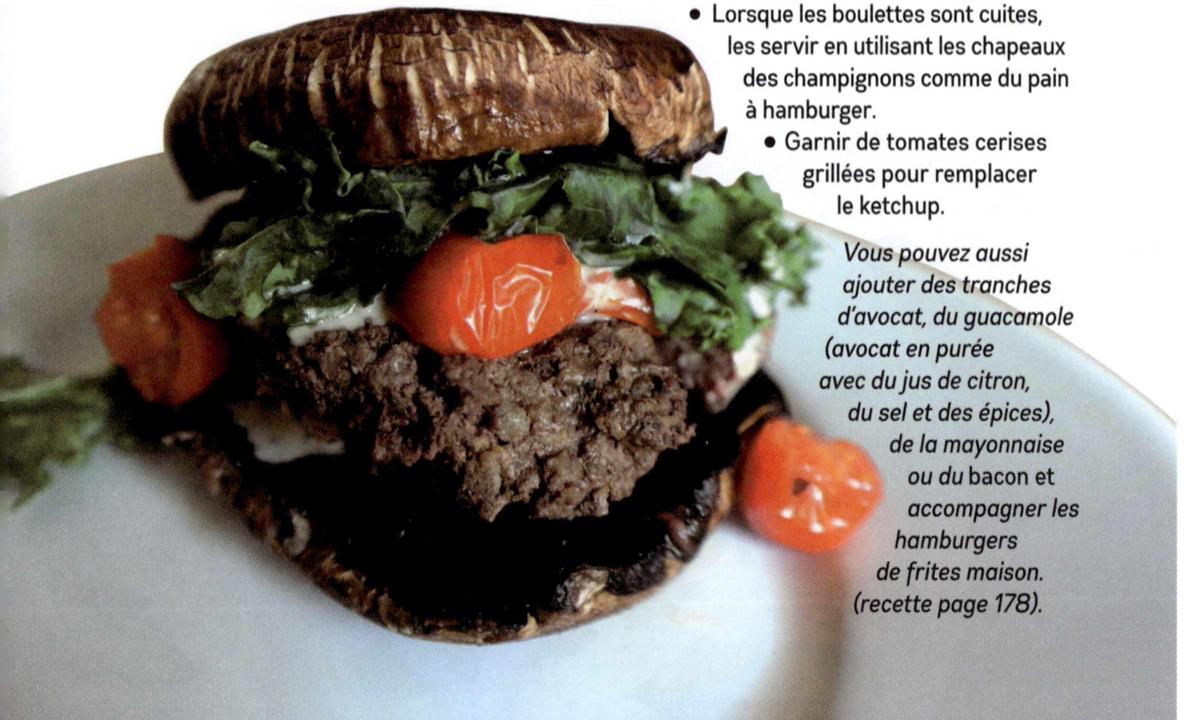

Vous pouvez aussi ajouter des tranches d'avocat, du guacamole (avocat en purée avec du jus de citron, du sel et des épices), de la mayonnaise ou du bacon et accompagner les hamburgers de frites maison. (recette page 178).

FILETS DE CABILLAUD AUX ÉCHALOTES ET AUX HARICOTS VERTS

1 personne | 20 min

INGRÉDIENTS

- 2 filets de cabillaud congelés nature (ou 2 darnes de saumon)
- 200 g de haricots verts congelés
- 1 échalote
- 1 c. à s. de beurre
- 1 c. à s. d'huile d'olive
- Le jus d' ½ citron
- 2 c. à c. de sauce tamari
- Poivre 4 baies
- Sel non raffiné

- Cuire les haricots à la vapeur 15 à 20 min.
- Arroser les filets de poisson congelés avec la sauce tamari et le citron.
- Poivrer et saler légèrement.
- Fondre le beurre dans une poêle et y ajouter l'échalote émincée. Faire revenir 1 ou 2 min
- Placer les filets dans la poêle 7-8 min. Veiller à conserver du jus lors de la cuisson en baissant si besoin le feu. Retourner les filets et prolonger la cuisson 5-6 min.
- Quand les filets sont cuits, les déposer dans une assiette avec les haricots verts arrosés d'huile.

WRAP PALÉO AU POULET

1 personne | 10 min

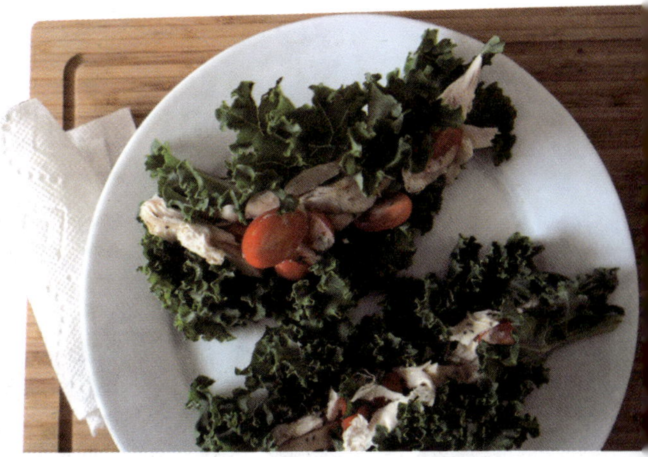

INGRÉDIENTS

- 90 à 150 g de poulet froid coupé en morceau
- 1 à 2 c. à s. de mayonnaise
- 10 tomates cerises
- ½ avocat en tranches
- Sel non raffiné, poivre
- Feuilles de laitue lavées et séchées

- Placer les feuilles de laitue sur une assiette.
- Répartir les morceaux de poulet, les tomates et les avocats en formant une ligne au centre des feuilles de laitue.
- Poivrer, saler et ajouter la mayonnaise.
- Rouler les feuilles pour former le wrap.
- Dévorer !

SPAGHETTIS VÉGÉTAUX AU POULET ET AU PESTO

1 personne — 10 min + 40 min de cuisson

INGRÉDIENTS

- ½ courge spaghetti
- 90 à 150 g de poulet cuit coupé en petits cubes
- 1 à 2 c. à s. d'huile d'olive
- 2 à 3 c. à s. de basilic frais (ou congelé) finement haché
- 1 petite gousse d'ail
- Sel non raffiné, poivre et assaisonnement au goût

- Couper la courge spaghetti en deux dans le sens de la longueur et enlever les graines au centre.
- Placer une moitié sur une plaque (côté peau) et cuire au four environ 40 min ou jusqu'à ce qu'il soit facile d'y enfoncer une fourchette. Sortir du four et laisser refroidir.
- Pendant ce temps, préparer le pesto maison en écrasant l'ail et le basilic frais avec l'huile d'olive dans un mortier (ou au mixer si vous êtes pressé).
- Mélanger le pesto avec les morceaux de poulet.
- Une fois la courge spaghetti légèrement refroidie, utiliser une fourchette pour l'effilocher et former des spaghettis sans blé.
- Placer dans une assiette et ajouter le mélange pesto poulet.
- Saler et poivrer.
- Déguster sans attendre.

Vous pouvez, si ce n'est pas la saison, remplacer le basilic par du persil.

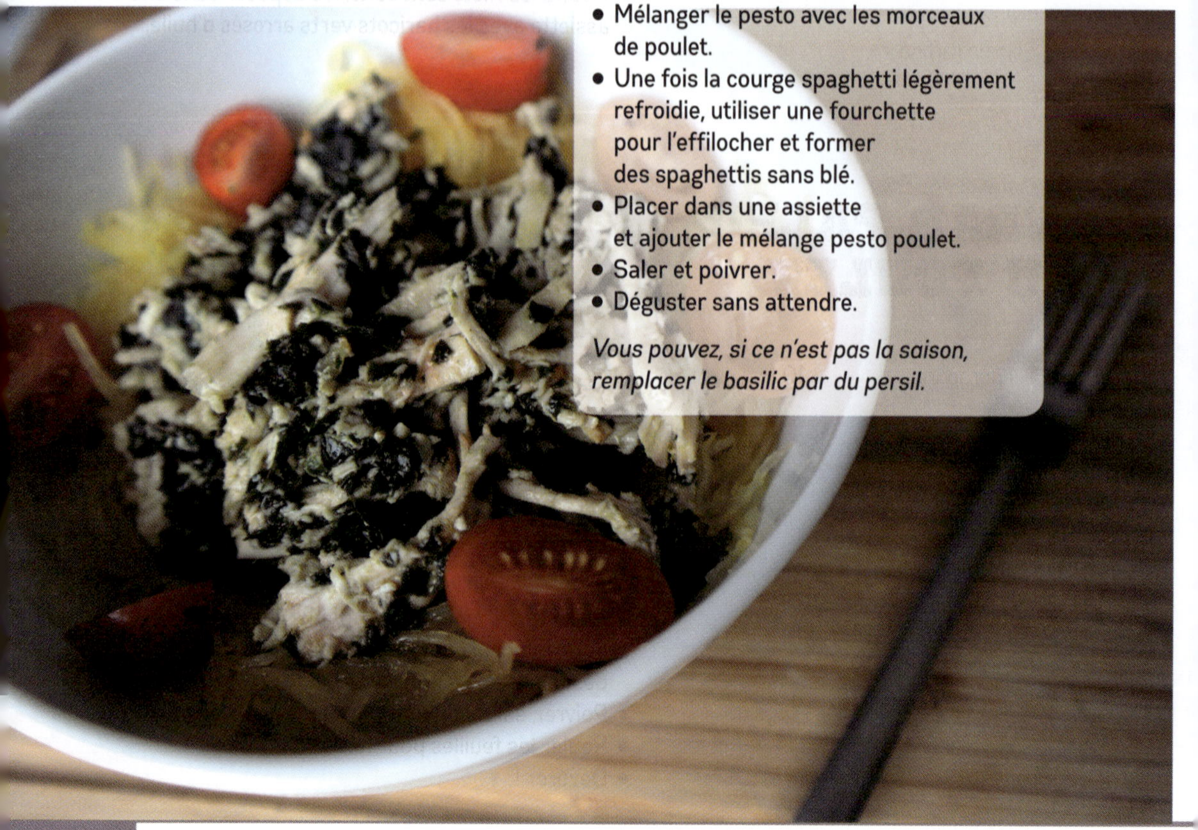

SAUTÉ DE POULET À L'ASIATIQUE ACCOMPAGNÉ DE LÉGUMES ET DE FAUX RIZ

4 à 6 personnes

30 min

INGRÉDIENTS

- 2 c. à s. d'huile de noix de coco ou de beurre
- 1 oignon émincé
- 500 à 600 g de légumes au choix coupés en julienne (carottes, courgettes, brocoli, chou-fleur...)
- 350 à 500 g de blanc de poulet coupé en lanières
- 3 à 4 bols de faux riz cru (recette page 177)
- 250 ml de sauce à l'asiatique (recette page 188)

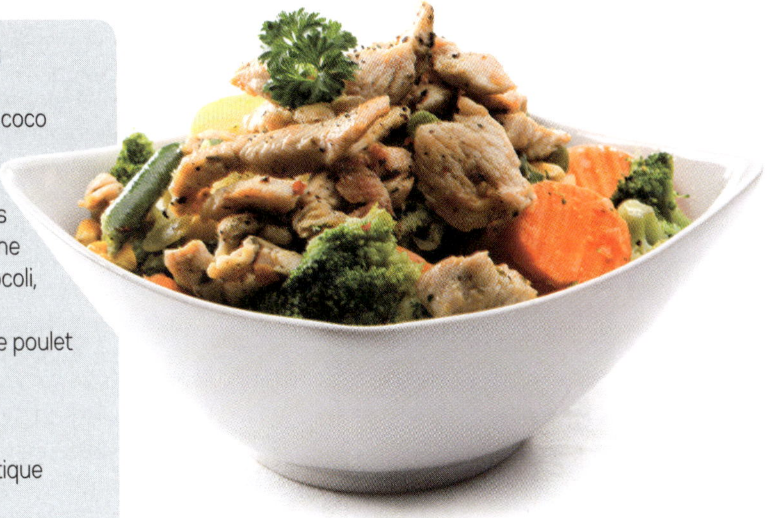

- Dans une grande poêle, faire fondre l'huile de noix de coco ou le beurre. Ajouter l'oignon émincé et cuire jusqu'à ce qu'il soit transparent.
- Ajouter les légumes et les faire sauter quelques minutes. Réserver dans un plat.
- Ajouter un peu d'huile ou de beurre dans la poêle et y faire cuire le poulet en lanières, en brassant régulièrement, jusqu'à ce qu'il soit cuit.
- Mettre les morceaux dans le plat avec les légumes cuits.
- Ajouter à nouveau un peu de beurre ou d'huile dans la poêle et y ajouter le faux riz. Faire sauter 3 à 5 min.
- Remettre les légumes et le poulet cuits dans la poêle et les mélanger au faux riz cuit dans la poêle et bien mélanger.
- Ajouter la sauce à l'asiatique et faire chauffer encore 2 ou 3 min en mélangeant.
- Servir.

SPAGHETTIS ITALIENS PALÉO

1 personne

20 min + 40 min de cuisson

INGRÉDIENTS

- Une demi-courge spaghetti
- 1 à 2 c. à s. d'huile d'olive, de beurre ou de graisse de canard
- ½ oignon émincé
- 1 branche de céleri hachée
- 1 carotte hachée
- 1 à 1,5 verre à moutarde de tomates pelées en boîte
- 90 à 150 g de bœuf haché
- Basilic, persil, herbes de Provence… selon les goûts
- Sel non raffiné et poivre

- Préchauffer le four à 180°C.
- Couper la courge spaghetti en deux dans le sens de la longueur et enlever les graines au centre.
- Placer une moitié sur une plaque (côté peau) et cuire au four environ 40 min ou jusqu'à ce qu'il soit facile d'y enfoncer une fourchette.
- Pendant que la courge spaghetti cuit, faire chauffer la graisse de votre choix dans une poêle. Ajouter l'oignon, le céleri et la carotte. Faire sauter quelques minutes et ajouter le bœuf haché. Continuer de faire sauter le tout jusqu'à ce que la viande soit complètement cuite. Ajouter les tomates en boîte. Saler, poivrer et assaisonner au goût.
- Une fois la courge spaghetti légèrement refroidie, utiliser une fourchette pour l'effilocher et former des spaghettis sans blé.
- Placer les spaghettis dans un bol ou une assiette et servir avec votre sauce spaghetti à l'italienne.
- Arroser d'huile d'olive et garnir d'herbes fraîches si désiré.

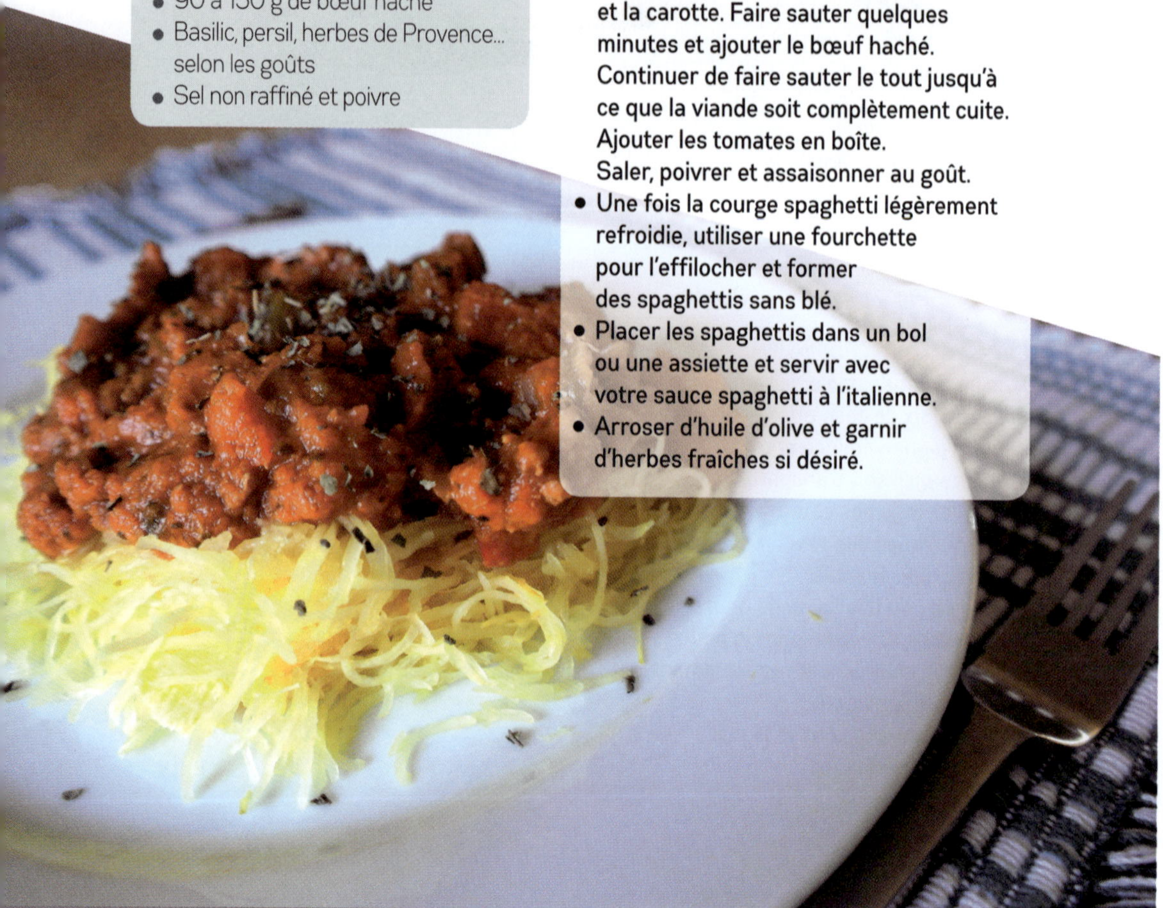

MIJOTÉ D'AGNEAU AU ROMARIN

6 personnes 30 min + 8 h de cuisson

INGRÉDIENTS

- 1 à 1,5 kg d'agneau (épaule ou gigot) idéalement avec l'os
- 1 (ou 2) oignon émincé
- 2 à 3 branches de céleri émincées
- 3 à 4 carottes émincées
- 6 à 8 gousses d'ail hachées
- 1 bol de champignons de Paris émincés
- 1 bol de navets (ou de patate douce) coupés en dés
- 1 bol de chou frisé haché
- 1 bol d'haricots verts
- 1/2 bol de tomates fraîches ou en boîte coupées en dés
- 1 verre à moutarde de bouillon d'os (ou d'eau)
- Sel non raffiné et poivre
- Quelques branches de romarin frais

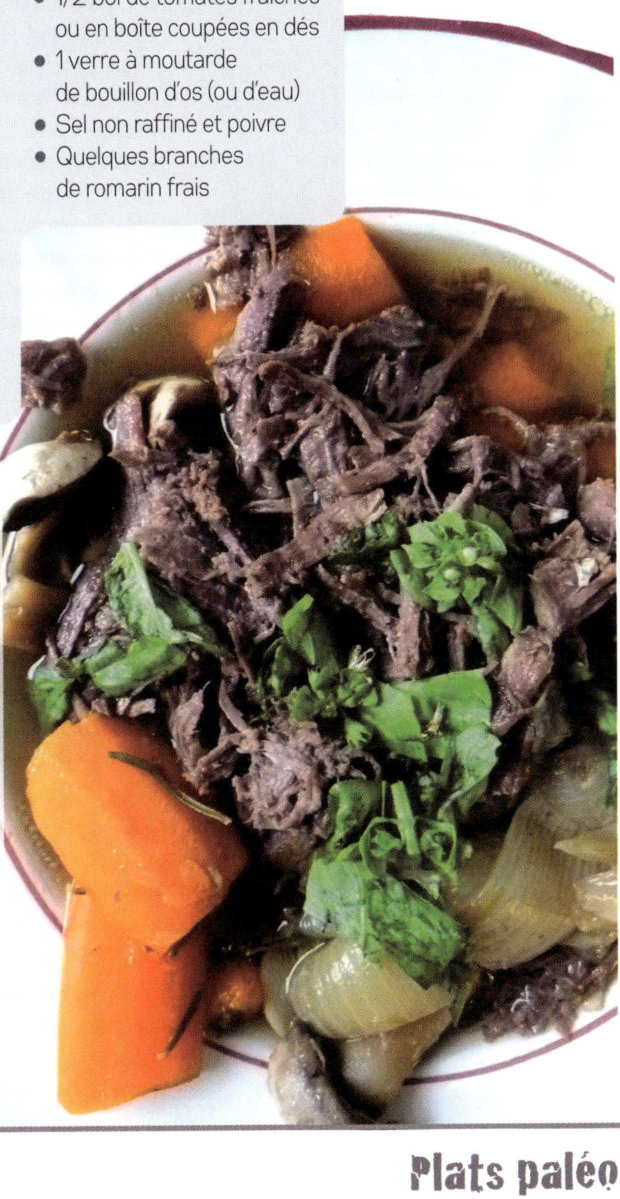

- Placer tous les ingrédients dans la cocotte en fonte. Si vous avez le temps, vous pouvez auparavant saisir votre morceau d'agneau sur chacun de ses côtés dans une poêle avec du beurre (frais ou clarifié) à feu vif.
- Bien fermer le couvercle et mettre au four à 80-100°C pendant 6 à 8 h.
- À la fin de lacuisson, ajuster les assaisonnements.
- Servir avec une branche de romarin frais et une salade verte.

PÂTÉ DE FOIE

6 à 8 portions — 30 min

INGRÉDIENTS

- 450 g de foie de volaille, d'agneau ou de bœuf
- 2 gros oignons émincés
- 2 gousses d'ail hachées
- 1 verre à moutarde de vinaigre de vin rouge (ou balsamique)
- 1 verre à moutarde de beurre
- Assaisonnement au goût (sel non raffiné, poivre, thym, romarin ou autres fines herbes)

- Dans une casserole, faire fondre 1 c. à s. de beurre.
- Ajouter les oignons, les gousses d'ail, les tranches de foie coupées en morceaux, le vinaigre de vin rouge et les assaisonnements.
- Laisser mijoter à feu moyen pendant 10 à 15 min (quand les oignons sont transparents, le foie est cuit et la majorité du vinaigre évaporé).
- Éteindre le feu, ajouter le reste du beurre, mélanger et laisser refroidir.
- Mixer la préparation pour obtenir une purée homogène.
- Réfrigérer dans des pot en verre.
- Servir sur des tranches de concombre ou des chips d'aubergine (voir page 176).

Le pâté de foie se conserve 5 jours au frigo. L'excédent peut être congelé pour un usage futur.

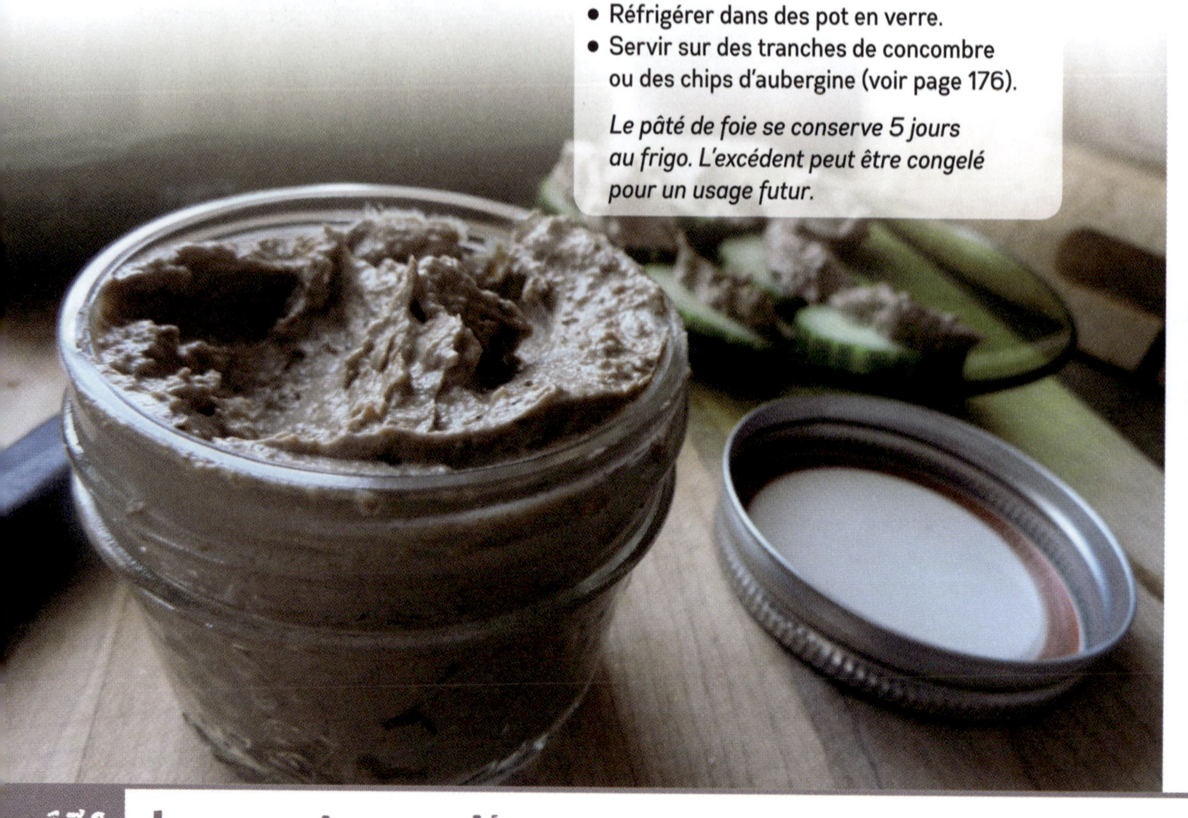

FAJITAS AU BŒUF

3 à 4 personnes 30 min

INGRÉDIENTS

- 2 c. à s. de beurre (frais ou clarifié)
- 1 oignon émincé
- 1 poivron rouge coupé en petits cubes
- 450 g de viande de bœuf hachée
- Sel non raffiné, poivre
- 1 c. à s. de piment en poudre
- 1 avocat coupé en tranches
- Quelques grandes feuilles de laitue, lavées et séchées

Pour la salsa

- 1 grosse tomate ou 2 petites coupées en cubes
- 1 gousse d'ail
- Quelques feuilles de coriandre fraîche ou de persil
- 1 c. à s. d'huile d'olive

- Faire fondre le beurre dans une poêle.
- Ajouter l'oignon et le poivron et faire sauter à feu vif pendant environ 5 à 10 min.
- Réserver dans un bol.
- Cuire la viande hachée dans la même poêle. Une fois qu'elle est cuite, remettre les légumes dans la poêle avec la viande et bien mélanger. Ajouter la poudre de chili, saler et poivrer.
- Placer ce mélange dans un plat au centre de la table aux côtés d'une assiette d'avocat tranché, d'un bol de salsa de tomate fraîche et d'une assiette avec plusieurs grandes feuilles de laitue.
- Chacun assemble ses fajitas en plaçant la viande, la salsa et les tranches d'avocat au centre d'une feuille de laitue avant de la rouler et de la dévorer.
- Répéter autant de fois que nécessaire pour remplir votre estomac. ☺

SUSHIS SANS RIZ

1 à 2 personnes 15 min

INGRÉDIENTS

- 3 à 6 feuilles d'algue nori
- 1 verre à moutarde de faux riz cuit (recette page 177)
- ½ à 1 avocat en tranches
- 90 à 180 g de saumon fumé ou de crevettes cuites
- 1 carotte coupée en julienne
- Sauce tamari (sans gluten) ou sauce d'assaisonnement sans soja à base de sève de cocotier (coconut amino, sur Amazon.fr)
- Gingembre mariné et wasabi (facultatif)

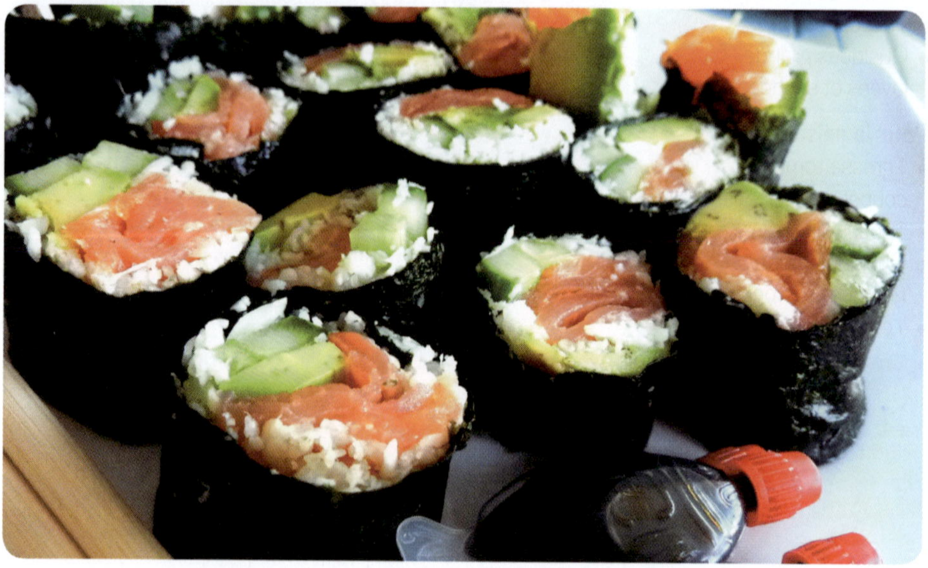

- Tremper les feuilles de nori dans un bol d'eau tiède et les placer à plat sur une natte en bambou, face rugueuse en haut.
- Étendre une fine couche de faux riz. Ajouter les tranches d'avocat, quelques morceaux de carottes et du saumon fumé (ou des crevettes) en formant une ligne à 3 cm du bord de la feuille de nori.
- Rouler la feuille de nori le plus serré possible.
- Répéter avec chaque feuille de nori.
- Couper chaque rouleau en 6 à 8 sushis et disposer sur un plat.
- Déguster en trempant les sushis dans la sauce tamari et en accompagnant si désiré de gingembre mariné et de wasabi.

PIZZA AU MANIOC

2 à 3 personnes — 25 min + 25 min de cuisson

INGRÉDIENTS

- 1 grosse racine de manioc ou 2 moyennes
- 1 ou 2 c. à s. de beurre (ou d'huile de coco si vous aimez son goût)
- 1 ou 2 oignons
- 1 bol de champignons de Paris tranchés et cuits
- 1 boîte de tomates pelées en morceaux
- 350 g de lardons nature
- Sel non raffiné, poivre, thym, laurier
- Tomates cerises, tranches d'avocat, chou-frisé ou épinards (facultatif)
- 1 boule de mozzarella râpée (facultatif)

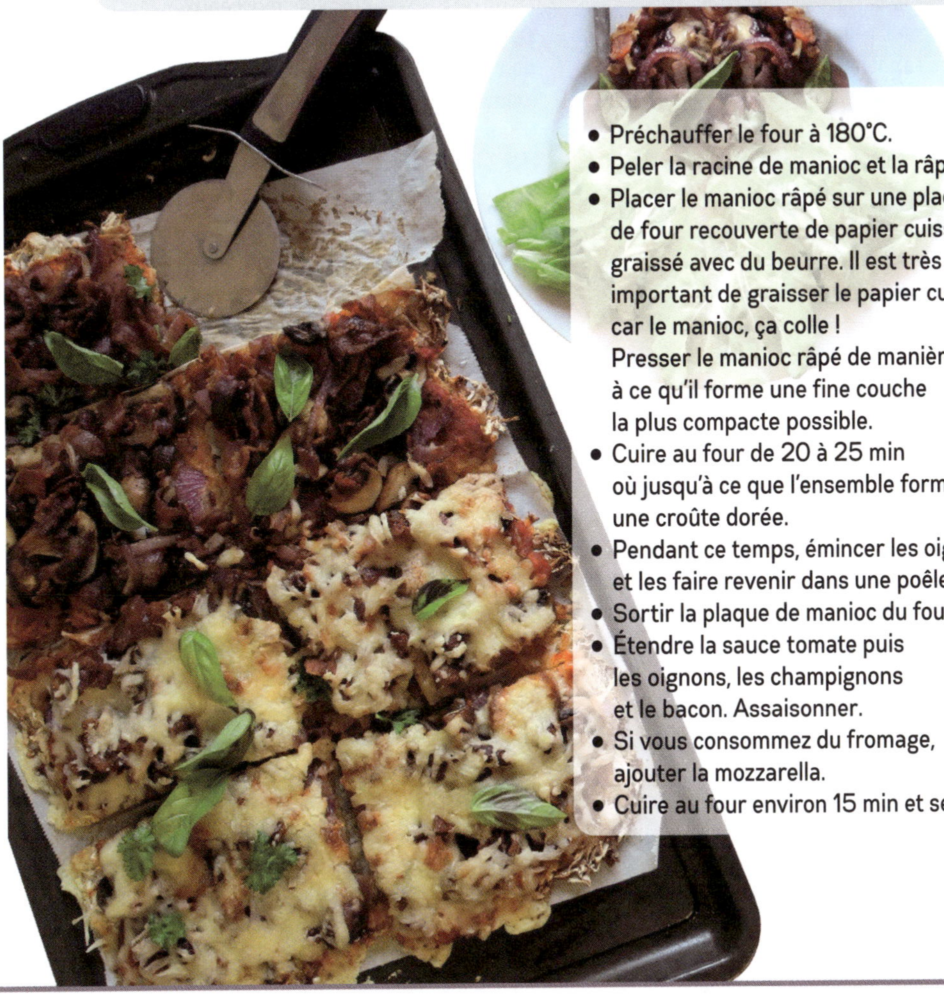

- Préchauffer le four à 180°C.
- Peler la racine de manioc et la râper.
- Placer le manioc râpé sur une plaque de four recouverte de papier cuisson graissé avec du beurre. Il est très important de graisser le papier cuisson car le manioc, ça colle !
  Presser le manioc râpé de manière à ce qu'il forme une fine couche la plus compacte possible.
- Cuire au four de 20 à 25 min où jusqu'à ce que l'ensemble forme une croûte dorée.
- Pendant ce temps, émincer les oignons et les faire revenir dans une poêle.
- Sortir la plaque de manioc du four
- Étendre la sauce tomate puis les oignons, les champignons et le bacon. Assaisonner.
- Si vous consommez du fromage, ajouter la mozzarella.
- Cuire au four environ 15 min et servir.

PALÉO NUGGETS

2 à 4 personnes 35 min

INGRÉDIENTS

- 2 blancs de poulet
- ½ verre à moutarde d'amandes moulues avec leur peau
- 1 œuf
- ½ verre à moutarde de noix de coco râpée non sucrée
- ¼ c. à c. de sel non raffiné
- 2 à 4 c. à s. d'huile d'olive

- Préparer la panure en mélangeant les amandes moulues et la noix de coco râpée avec le sel et placer le mélange dans un bol.
  Dans un autre bol, battre l'œuf.
- Couper le poulet en gros morceaux (comme des nuggets). On peut aussi laisser les blancs entiers.
- Tremper le poulet cru dans le mélange d'œuf battu, bien égoutter puis tremper dans le mélange amandes et noix de coco.
  Bien enrober le poulet de panure. Répéter avec tous les morceaux de poulet.
- Dans une poêle, cuire les morceaux de poulet panés quelques minutes de chaque côté dans l'huile d'olive jusqu'à ce qu'ils soient dorés.
  Vous pouvez faire toute la cuisson dans la poêle ou la terminer au four à 180°C pendant 10 à 15 min.
- Servir avec une salade de tomates aux oignons doux ou des bâtonnets de concombre et des radis à tremper dans une mayonnaise maison (recette page 190).

ACCOMPAGNEMENTS

CHIPS D'AUBERGINE

3 à 4 personnes

10 min + 1 h de cuisson

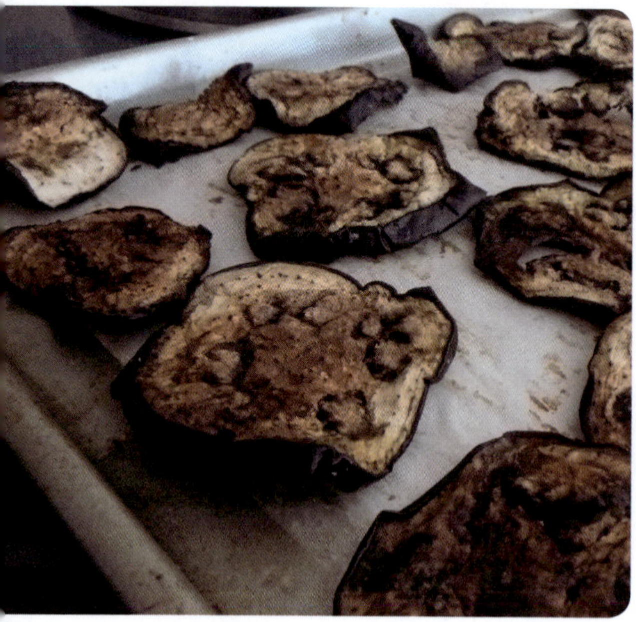

INGRÉDIENTS

- 1 à 2 aubergines
- 1 à 2 c. à s. d'huile d'olive
- Sel non raffiné, poivre et fines herbes

- Couper les aubergines en fines tranches (quelques millimètres). Les placer sur une plaque recouverte de papier cuisson.
- Verser l'huile d'olive en filet et assaisonner avec le sel, le poivre et les fines herbes.
- Cuire au four à 120°C pendant 45 à 60 min, en les retournant une fois après 30 min. Les chips d'aubergines doivent être dorées et croustillantes.
- Déguster telles quelles ou tartinées de pâté de foie (voir recette p. 170).

PURÉE AUX DEUX CHOUX

2 à 3 personnes

10 min + 20 min de cuisson

INGRÉDIENTS

- 1 chou-fleur
- 1 brocoli
- 1 petite pomme de terre
- 3 c. à s. de beurre clarifié (recette page 188) ou de graisse de canard
- Sel non raffiné, poivre, muscade

- Couper les choux et la pomme de terre en morceaux et les faire cuire à la vapeur pendant 15 - 20 min, jusqu'à ce qu'il soit possible de les écraser.
- Mettre les légumes dans un saladier, ajouter le beurre ou la graisse de canard puis mixer (ou passer au presse-purée).
- Ajouter le sel, le poivre et la muscade.
- Bien mélanger et servir chaud pour accompagner la viande ou le poisson.

PURÉE DE COURGE BUTTERNUT À LA CANNELLE

2 à 3 personnes — 10 min + 15 min de cuisson

INGRÉDIENTS

- 1 courge butternut moyenne
- 2 c. à s. de beurre clarifié
- ½ c. à c. de cannelle
- 2 c. à c. de sauce tamari (facultatif)
- Sel non raffiné, poivre

- Éplucher la courge, la couper en deux, retirer les graines et la débiter en morceaux moyens.
- Cuire les morceaux à la vapeur jusqu'à ce que la chair soit tendre.
- Mettre les morceaux dans un plat creux, ajouter le beurre clarifié, la sauce tamari et la cannelle.
- Mixer pour obtenir une texture homogène.
- Servir en accompagnement d'œufs au plat, de viande ou de poisson.

FAUX RIZ

3 à 6 personnes — 25 min

INGRÉDIENTS

- 1 chou-fleur cru
- 1 c. à s. de graisse (huile d'olive, saindoux, graisse de canard, beurre clarifié...)

- Laver le chou-fleur. Le réduire en petits morceaux de la taille de grains de riz, soit manuellement avec une râpe, soit au robot. Lorsque votre chou-fleur ressemble à de petits grains de riz, le faire sauter dans de la graisse de canard, du saindoux, du beurre clarifié ou de l'huile d'olive quelques minutes.

À utiliser comme accompagnement, pour la viande ou pour le poisson ou comme base pour fabriquer des sushis paléo (recette page 172). Le faux riz (cuit ou cru) se conserve 4 ou 5 jours au réfrigérateur.

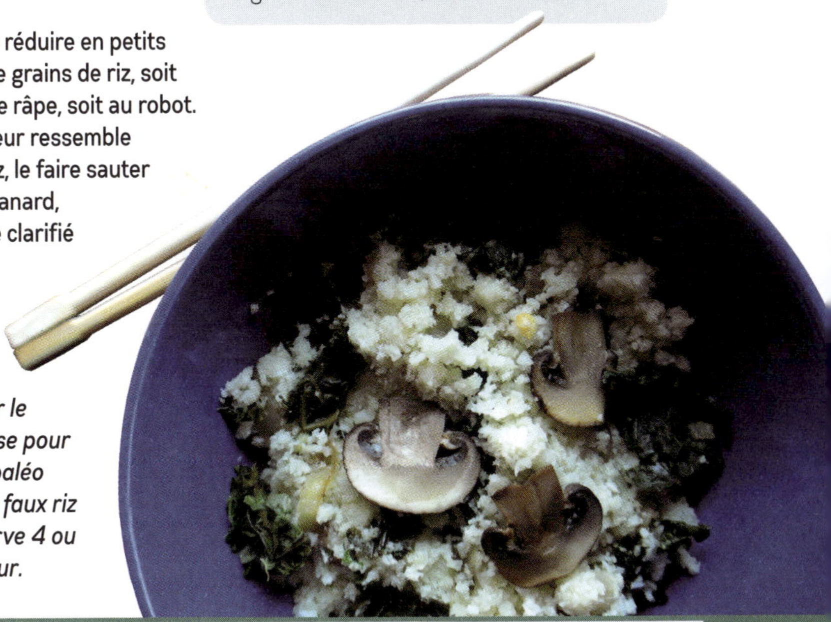

FRITES PALÉO

Variable — 1 h

INGRÉDIENTS

- Légumes au choix :
  - patates douces,
  - pommes de terre,
  - courge butternut,
  - navets ou carottes
- Graisse au choix :
  - graisse de canard,
  - saindoux
  - beurre clarifié
- Sel non raffiné et poivre
- Assaisonnements au choix : thym ou épices (curry, cumin, curcuma...)

- Laver les légumes et les couper en forme de frites. Les sécher, les mettre dans un plat et verser une quantité généreuse de graisse. Saler, poivrer et ajouter les herbes ou les épices. Mélanger.
- Étaler les frites enrobées de graisse sur du papier cuisson sur une plaque allant au four.
- Cuire dans au four préchauffé à 190°C pendant 30 à 45 min.
- La durée de cuisson peut varier selon le légume choisi et la taille des frites. Vérifier la cuisson et retourner vos frites de temps en temps pour qu'elles dorent uniformément et ne brûlent pas.
- Manger avec la mayonnaise maison (voir recette page 190)

Les restes peuvent facilement être réchauffés pour le dîner ou être utilisés dans une omelette ou des œufs brouillés au déjeuner du lendemain.

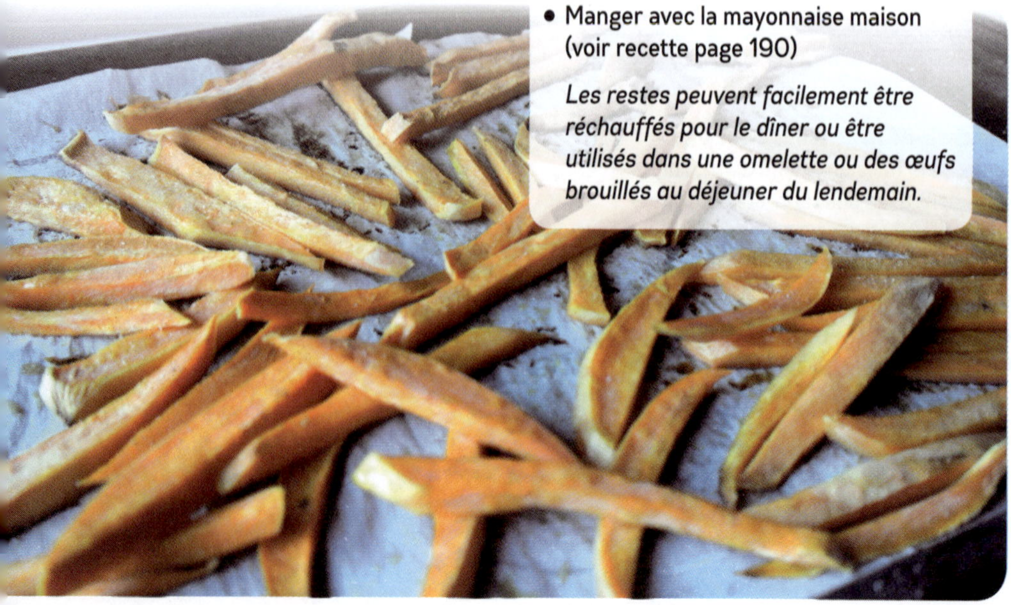

DOUCEURS PALÉO

BISCUITS PALÉO

12 biscuits

25 min

INGRÉDIENTS

- 175 ml de beurre ou d'huile de coco fondu
- 3 œufs
- 60 ml de sirop d'érable ou de miel
- ⅔ d'un verre à moutarde de farine de noix de coco
- ½ verre à moutarde de poudre de cacao non sucré
- 100 g de chocolat noir (85 % cacao)
- Facultatif : 1 verre à moutarde de noix ou de fruits secs (raisins, canneberges, abricots)

- Mélanger tous les ingrédients jusqu'à l'obtention d'une pâte lisse.
- Former des biscuits avec la pâte et les déposer sur du papier cuisson sur une plaque en métal.
- Cuire au four à 180°C pendant 12 à 15 min ou jusqu'à ce que les biscuits soient cuits (la pâte va devenir solide et les côtés des biscuits légèrement dorés).
- Déguster... avec modération !

La farine de noix de coco se trouve dans la plupart des boutiques bio ou spécialisées en santé naturelle.

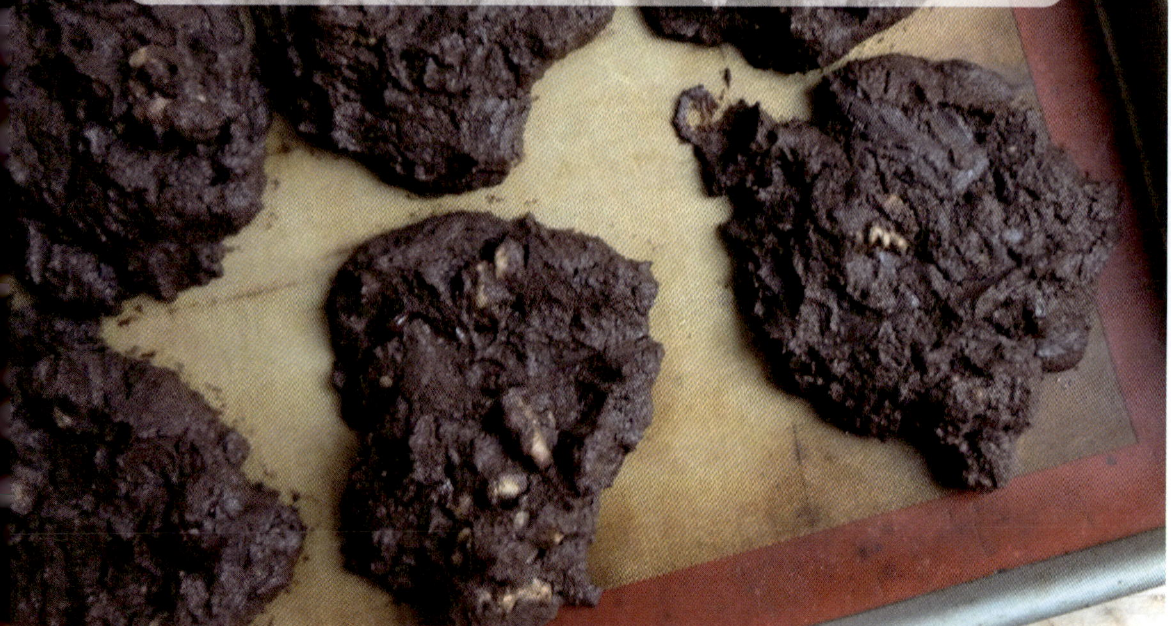

MUFFINS PALÉO AUX BANANES

12 muffins 35 min

INGRÉDIENTS

- 3 œufs
- 2 bananes moyennes
- 1 verre à moutarde d'huile de coco, de beurre ou de beurre clarifié fondu
- 2 à 4 c. à s de sirop d'érable ou de miel
- 1 c. à c. d'extrait de vanille
- 1 verre à moutarde de farine de coco
- ¼ c. à c. de bicarbonate de soude
- ⅓ verre à moutarde de noix de coco râpée non sucrée
- Une pincée de sel non raffiné
- 1 verre à moutarde d'un mélange de fruits secs (amandes, noisettes, noix de cajou, noix de Grenoble, raisins secs, abricots secs...) et/ou de fruits frais (facultatif).

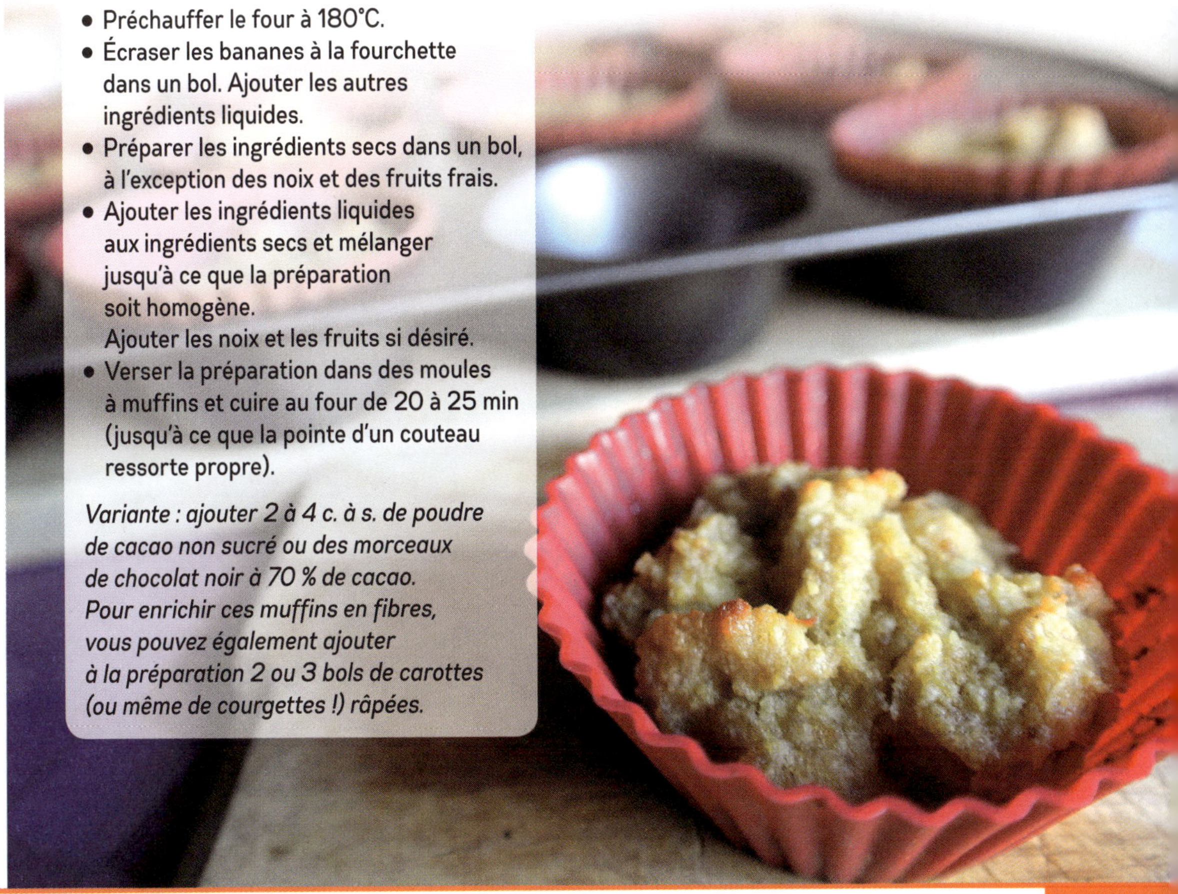

- Préchauffer le four à 180°C.
- Écraser les bananes à la fourchette dans un bol. Ajouter les autres ingrédients liquides.
- Préparer les ingrédients secs dans un bol, à l'exception des noix et des fruits frais.
- Ajouter les ingrédients liquides aux ingrédients secs et mélanger jusqu'à ce que la préparation soit homogène.
  Ajouter les noix et les fruits si désiré.
- Verser la préparation dans des moules à muffins et cuire au four de 20 à 25 min (jusqu'à ce que la pointe d'un couteau ressorte propre).

Variante : ajouter 2 à 4 c. à s. de poudre de cacao non sucré ou des morceaux de chocolat noir à 70 % de cacao. Pour enrichir ces muffins en fibres, vous pouvez également ajouter à la préparation 2 ou 3 bols de carottes (ou même de courgettes !) râpées.

PUDDING AU CHOCOLAT PALÉO

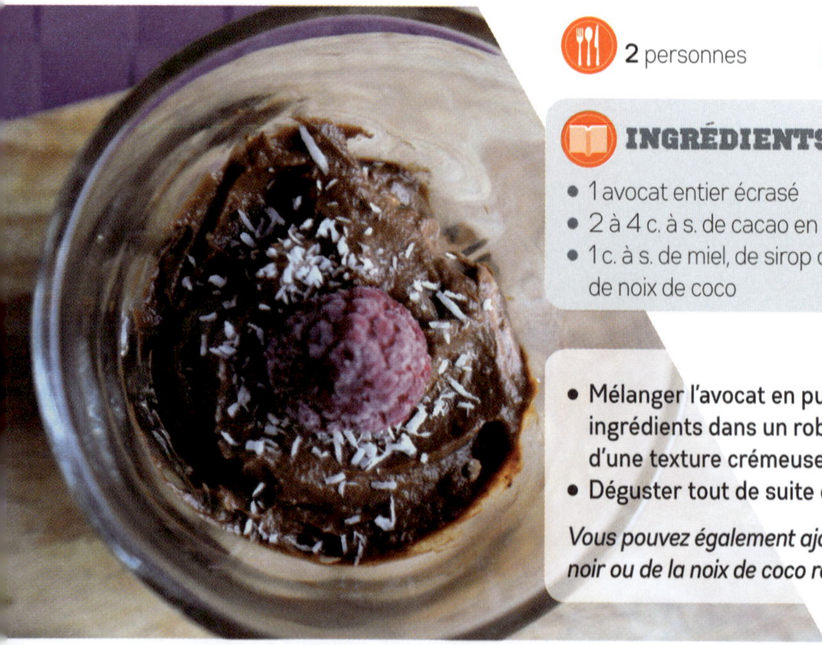

2 personnes — 5 min

INGRÉDIENTS

- 1 avocat entier écrasé
- 2 à 4 c. à s. de cacao en poudre non sucré
- 1 c. à s. de miel, de sirop d'érable ou de sucre de noix de coco

- Mélanger l'avocat en purée avec les autres ingrédients dans un robot jusqu'à l'obtention d'une texture crémeuse.
- Déguster tout de suite ou réfrigérer pour plus tard.

Vous pouvez également ajouter des morceaux de chocolat noir ou de la noix de coco râpée non sucrée si désiré.

COPEAUX DE COCO GRILLÉS

2 à 3 personnes — 10 min

INGRÉDIENTS

- 150 g de copeaux de noix de coco non sucrés
- Sel non raffiné et cannelle (facultatif)

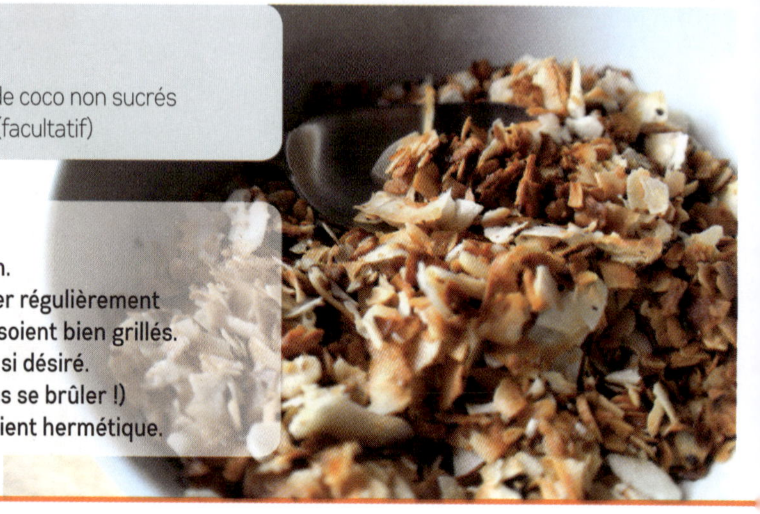

- Faire chauffer les copeaux dans une poêle à feu moyen.
- Surveiller de près et brasser régulièrement jusqu'à ce que les copeaux soient bien grillés.
- Ajouter le sel et la cannelle si désiré.
- Déguster tout de suite (sans se brûler !) ou conserver dans un récipient hermétique.

BOULES D'ÉNERGIE

8 à 12 petites boules

30 min

INGRÉDIENTS

- 1 verre à moutarde d'huile de noix de coco
- ½ verre à moutarde de poudre de cacao non sucré
- ½ verre de miel
- 2 à 3 verres à moutarde de noix de coco non sucrée râpée (selon la consistance désirée)
- ½ verre à moutarde de raisins secs, abricots ou amandes en morceaux

- Faire fondre l'huile de noix de coco. Ajouter la poudre de cacao et le sucre. Bien mélanger.
- Ajouter la noix de coco râpée (commencer avec un verre et ajouter un deuxième puis un troisième en fonction de la texture souhaitée).
- Laisser refroidir la préparation quelques minutes au frigo jusqu'à ce que le mélange durcisse suffisamment pour pouvoir former des boules.
- Former des boules avec une cuillère et les déposer sur une feuille d'aluminium dans une assiette.
- Placer au congélateur de 15 à 20 min jusqu'à ce que les boules durcissent.
- Transférer dans un contenant hermétique et conserver au congélateur.
- Déguster une boule lorsque vous avez besoin d'un petit extra d'énergie.

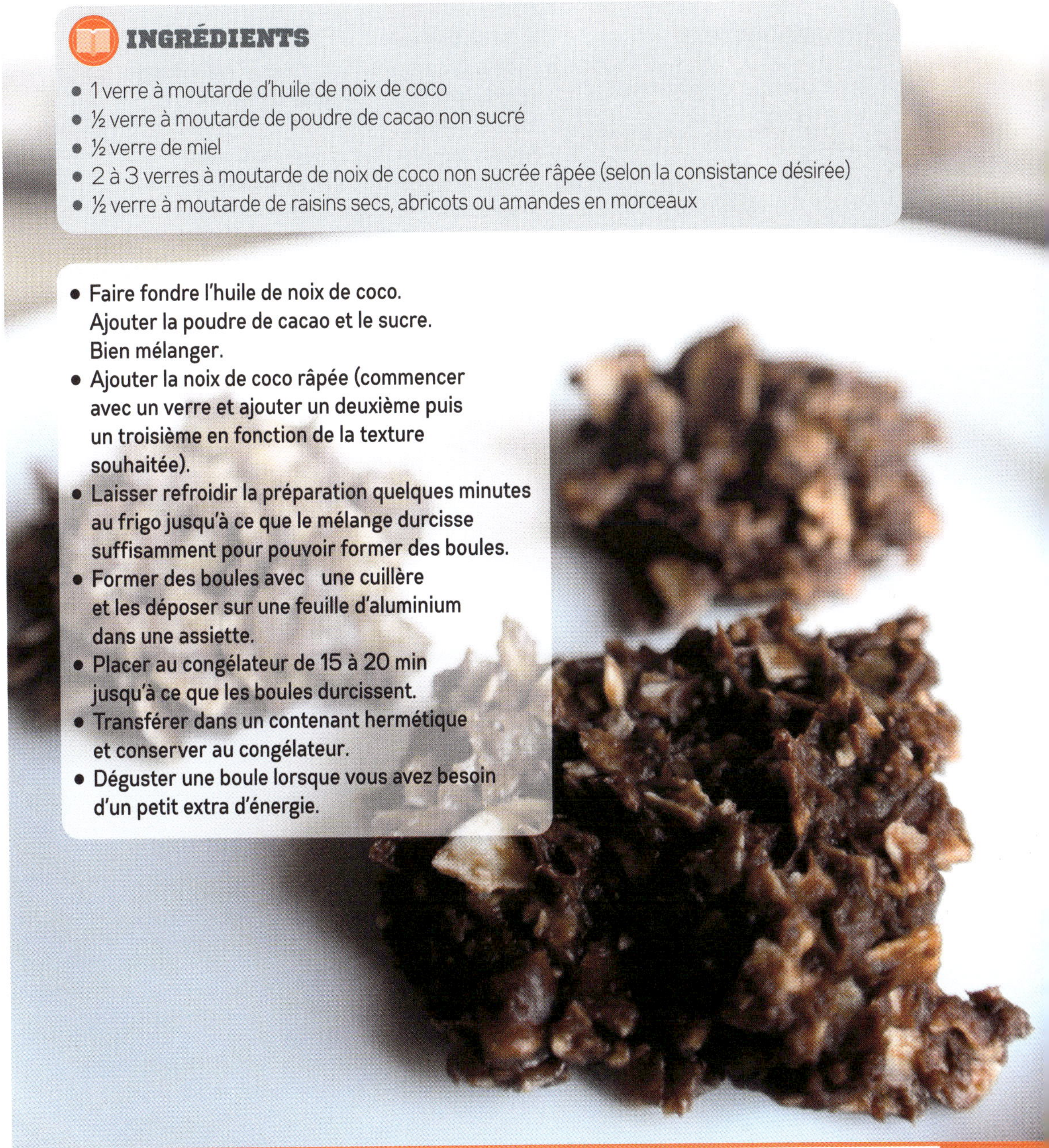

GRANOLA PALÉO

8 à 10 granolas

40 min

INGRÉDIENTS

- 3 verres à moutarde d'amandes, de noisettes et/ou de noix de macadamia
- 3 verres à moutarde de noix de coco en poudre non sucrée
- 1 verre à moutarde de raisins, d'abricots ou de canneberges secs ou de dattes
- 1 c. à s. de miel
- 2 c. à s. de purée d'amande
- 3 c. à s. d'huile de coco
- ½ c. à c. d'extrait de vanille

- Sur une planche, hacher grossièrement les amandes et les autres noix.
- Dans une casserole, faire fondre l'huile de coco et ajouter le miel et la purée d'amande. Éteindre le feu.
- Ajouter les amandes et les noix hachées et mélanger jusqu'à ce qu'elles soient bien enrobées. Ajouter les fruits secs.
- Étendre la préparation sur une plaque allant au four recouverte d'un papier cuisson et cuire au four entre 20 et 30 min à 100°C ou jusqu'à ce que votre granola soit croustillant.
- Manger tel quel ou avec du lait de coco.

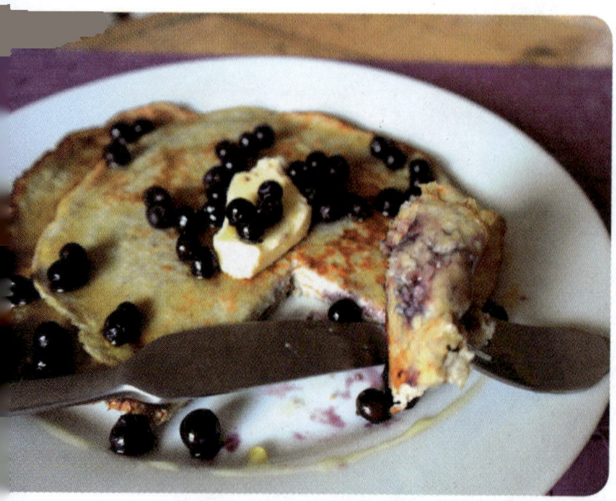

CRÊPES PALÉO

2 personnes

30 min

INGRÉDIENTS

- 2 bananes
- 4 œufs
- 2 à 4 c. à s. d'huile de coco ou de beurre
- Fruits, baies, purée d'amande, sirop d'érable (facultatif).

- Mélanger les bananes et les œufs dans un robot jusqu'à homogénéité.
- Dans une poêle, faire chauffer l'huile de coco ou le beurre à feu moyen.
- Verser une louche de pâte à crêpe et cuire de 2 à 3 min de chaque côté. Servir avec des baies (myrtilles, framboises, mûres...), de la purée d'amande et un peu de sirop d'érable si désiré.

CRÈME GLACÉE INSTANTANNÉE

1 personne — 5 min

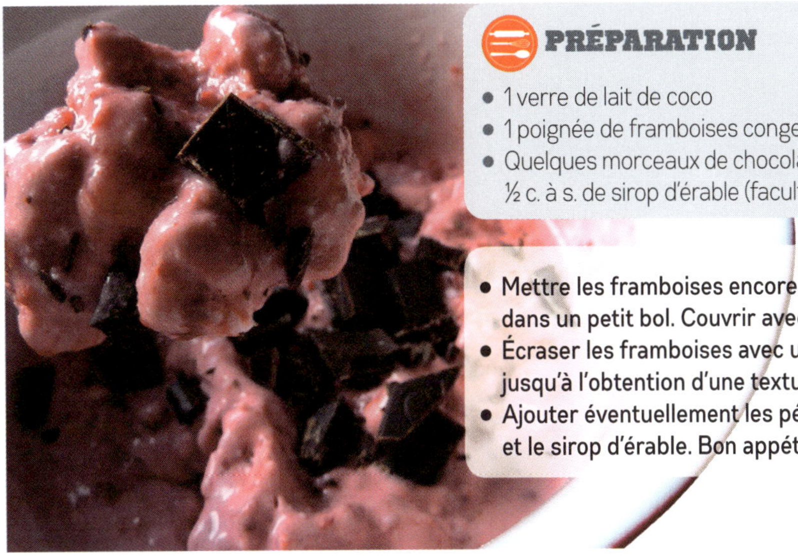

PRÉPARATION

- 1 verre de lait de coco
- 1 poignée de framboises congelées
- Quelques morceaux de chocolat noir et/ou ½ c. à s. de sirop d'érable (facultatif)

- Mettre les framboises encore gelées dans un petit bol. Couvrir avec du lait de coco.
- Écraser les framboises avec une fourchette jusqu'à l'obtention d'une texture de crème glacée.
- Ajouter éventuellement les pépites de chocolat et le sirop d'érable. Bon appétit !

BEURRE DE COCO

Pour **500 g** — 10 à 15 min

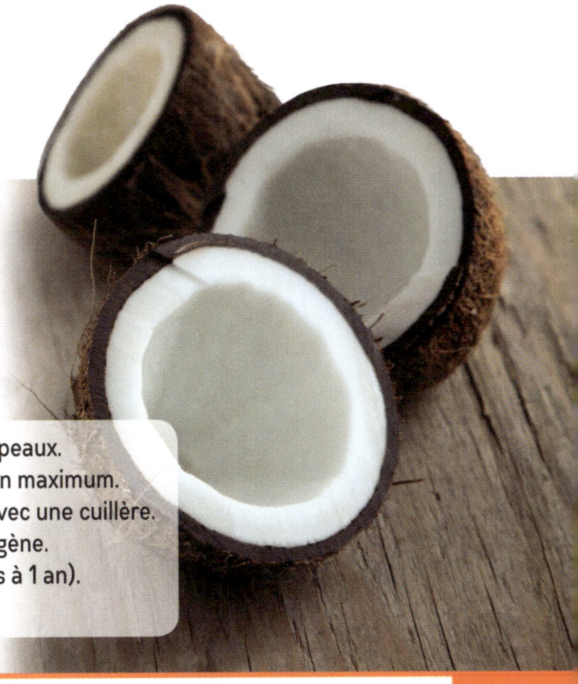

INGRÉDIENTS

- 500 g de copeaux de noix de coco (achetés en sachet et non en vrac)
- 1 c. à s. d'huile de coco

- Verser dans un blender l'huile de coco puis les copeaux.
- Augmenter progressivement la vitesse jusqu'à son maximum.
- Arrêter de temps en temps pour bien mélanger avec une cuillère.
- Mixer jusqu'à obtenir une consistance bien homogène.
- À conserver en pot de verre et au frais (de 6 mois à 1 an).

Ce beurre est idéal pour les collations !

SAUCES ET BOUILLON

SAUCE À L'ASIATIQUE

250 ml (4 à 6 portions) — 10 min

INGRÉDIENTS

- 125 ml de lait de coco
- 1 verre à moutarde de purée d'amande
- 2 c. à s. de sauce tamari (sans gluten)
- 1 c. à s. de jus de citron vert
- 1 gousse d'ail finement hachée
- ½ c. à s. de gingembre fraîchement râpé
- Sel non raffiné, poivre et poudre de chili

- **Mélanger tous les ingrédients jusqu'à l'obtention d'une sauce onctueuse.**
  Cette sauce se conserve 3 ou 4 jours au réfrigérateur.
  À utiliser pour accompagner viandes, poissons et légumes.

BEURRE CLARIFIÉ

4 à 6 portions — 30 min de cuisson (+ 1 h de refroidissement)

INGRÉDIENT

- 250 g de beurre

- **Faire fondre le beurre dans une petite casserole à température moyenne.**
- **Quand le beurre est fondu, baisser le feu. Laisser mijoter doucement durant 20 à 30 min (l'apparition de mousse est normale) jusqu'à ce que le beurre devienne doré et transparent (on doit voir le fond de la casserole à travers).**
- **Éteindre le feu et laisser refroidir 30 à 60 min.**
- **Égoutter dans une passoire en métal recouverte d'une étamine pour obtenir votre beurre clarifié. Conserver dans un contenant hermétique en verre (conservation à la température ambiante plusieurs mois). Utilisez-le pour la cuisson ou comme corps gras dans d'autres recettes paléo.**

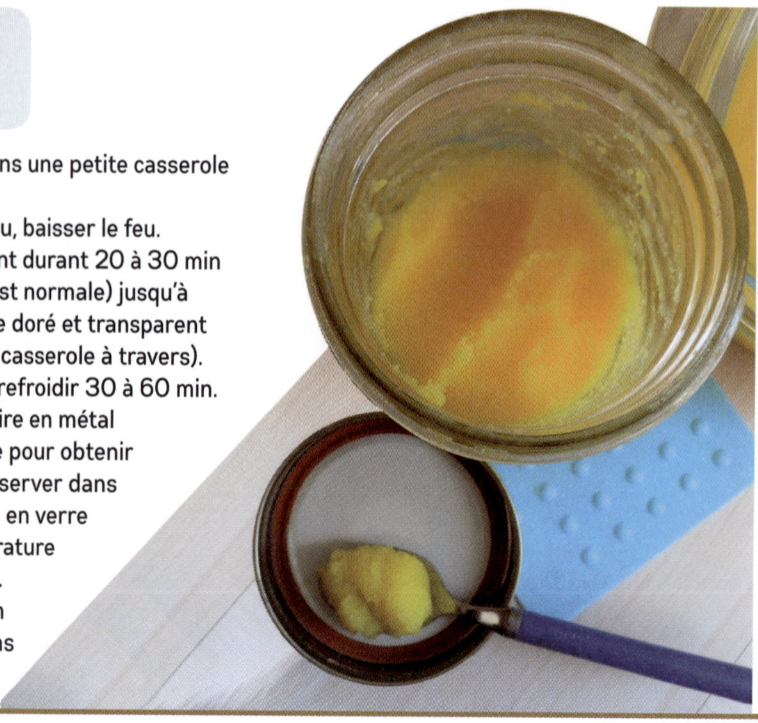

BOUILLON D'OS

2 à 3 litres de bouillon

15 min + 8 à 24 h de cuisson

INGRÉDIENTS

- 1 à 2 carcasses de poulet ou environ
- 500 g d'os de bœuf, de porc ou d'agneau
- 2 à 3 litres d'eau
- 1 à 3 c. à s. de vinaigre blanc, de cidre de pomme ou de vin rouge
- 2 à 3 carottes
- 1 oignon
- 2 à 3 branches de céleri
- 2 à 3 gousses d'ail
- 1 c. à s. de sel non raffiné
- Poivre

- Couper les légumes en gros morceaux et les gousses d'ail en deux.
- Placer tous les ingrédients dans une cocotte ou dans une grande casserole.
- Porter à ébullition puis réduire la température et mettre un couvercle pour que le bouillon mijote tranquillement pendant 8 à 24 h.
- Lorsque la cuisson est terminée, laisser refroidir environ 1 h.
- Transférer la préparation dans une passoire en métal. Garder les légumes pour après et se débarrasser des os. Transférer votre bouillon d'os dans des pots en verre très propres.
- Vous pouvez conserver les pots au frigo pendant environ 5 jours ou les congeler (dans ce cas, ne pas trop remplir les contenants en verre pour éviter qu'ils ne cassent).
- Une fois refroidi, retirer la couche de graisse figée sur le dessus.
- Vous pouvez boire votre bouillon maison d'os chaud au bol au lieu du café ou l'utiliser pour préparer des soupes et des plats mijotés.

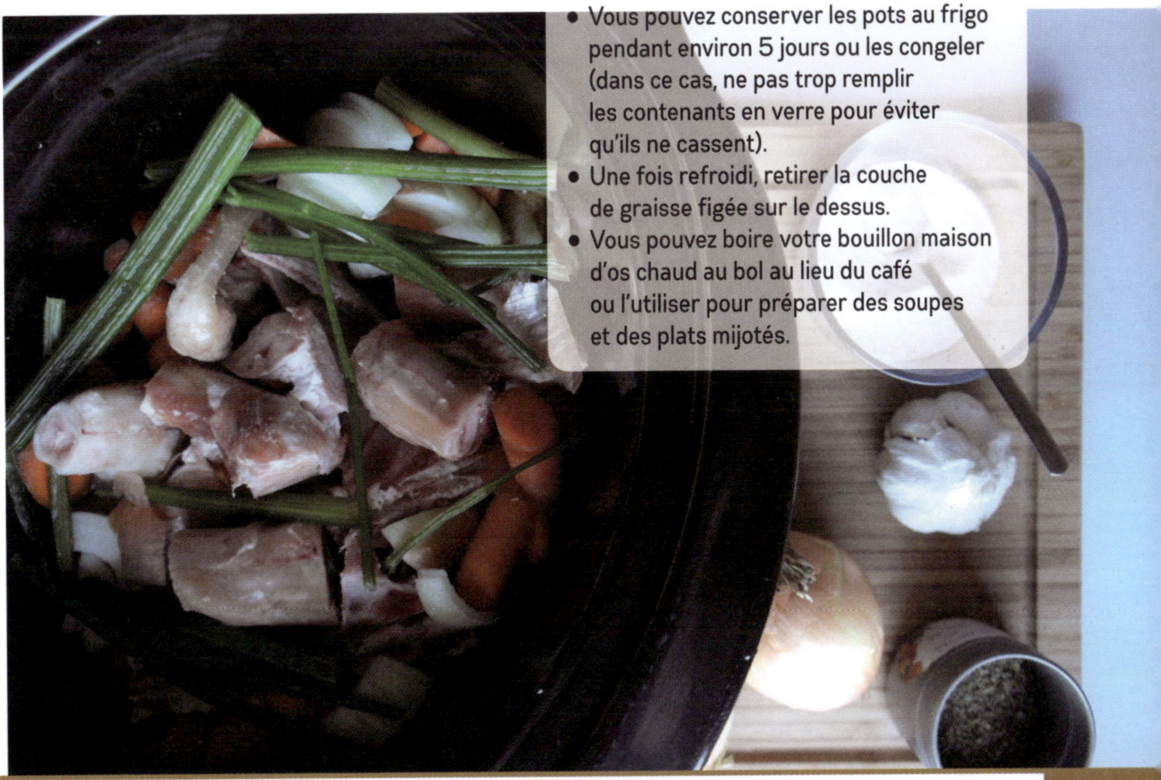

MAYONNAISE PALÉO

1 bol environ   10 min

INGRÉDIENTS

- 250 ml d'huile d'olive légère, de macadamia ou d'avocat (ou un mélange des 3)
- 1 à 2 jaunes d'œufs
- 1 c. à s. de jus de citron
- Sel non raffiné, poivre et moutarde de Dijon

- Placer les jaunes d'œufs, le jus de citron et la moutarde dans un bol. Mélanger quelques secondes avec un batteur électrique ou une fourchette jusqu'à homogénéité.
- Continuer de mélanger en versant l'ensemble de l'huile doucement en filet. L'huile va s'émulsifier avec le jaune d'œuf et votre mayonnaise prendra forme sous vos yeux.
- Saler et poivrer.
- Pour varier les plaisirs, répartir la mayonnaise dans trois bols et ajouter dans chacun soit un mélange basilic pignon, soit des petits morceaux de tomates séchées, soit du curry.

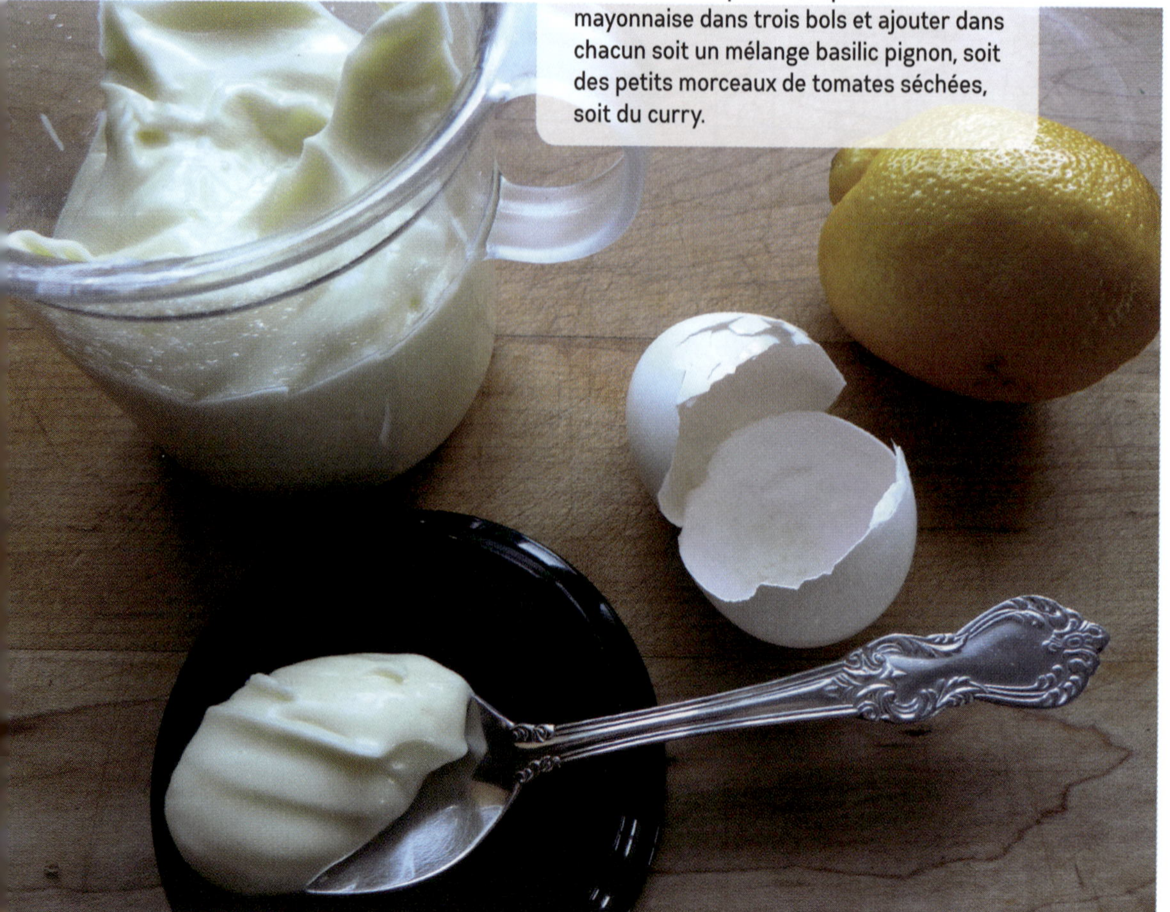

BIBLIOGRAPHIE

OUVRAGES

Davis W. **Wheat Belly: Lose the Wheat, Lose the Weight, and Find your Path Back to Health**. Rodale Books, 2011.

Enig MG. **Know your Fats: The Complete Primer for Understanding the Nutrition of Fats, Oils, and Cholesterol.** Bethesda Pr, 2000.

Groff JL. **Advanced Nutrition and Human Metabolism**. Brooks Cole, 1999.
Mahan LK and Escott-Stump S. **Krause's Food & Nutrition Therapy.** Saunders, 2003.

Institute of Medicine Food and Nutrition Board. **Dietary Reference Intakes for Energy, Carbohydrate, Fiber, Fat, Fatty Acids, Cholesterol, Protein, and Amino Acids**. National Academies Press, 2005: 275.

Keith L. **The Vegetarian Myth: Food, Justice, and Sustainability.** PM Press, 2009.

Lindeberg S. **Food and Western Disease: Health and nutrition from an evolutionary perspective**. Wiley-Blackwell, 2009.

Manning R. **Against the Grains – How Agriculture has Hijacked Civilization**. North Point Press, 2005.

Pendergrass K. **Eat Paleo save the world! Agricultural Sustainability from an Omnivore's Perspective.** Victory Belt Publishing, 2013.

Phinney SD and Volek JS. **The Art and Science of Low Carbohydrate Living: An Expert Guide to Making the Life-Saving Benefits of Carbohydrate Restriction Sustainable and Enjoyable.** Beyond Obesity LLC, 2011.

Pimentel M. **A New IBS Solution**. Health Point Press, 2006.

Reddy NR and Sathe SK. **Food Phytates**. CRC Press, 2001.

Rheaume-Bleue K. **Vitamin K2 and the Calcium Paradox: How a Little-Known Vitamin Could Save Your Life**. Harper, 2011.

Taubes G. **Good Calories, Bad Calories: Fats, Carbs, and the Controversial Science of Diet and Health.** Anchor, 2008.

Wangen S**. Healthier Without Wheat: A New Understanding of Wheat Allergies, Celiac Disease, and Non-Celiac Gluten Intolerance**. Innate Health Publishing, 2009.

Westman EC, PHinney SD and Volek JS**. Le nouveau regime Atkins**. Thierry Souccar Éditions, 2010.

Wolf R. **The Paleo Solution – The Original Human Diet**. Victory Belt Publishing, 2010.

ARTICLES SCIENTIFIQUES

Allam AH et al. **Atherosclerosis in Ancient Egyptian Mummies - The Horus Study**. *J Am Coll Cardiol Img.* 2011; 4: 315-327.

Avena NM et al. **Evidence for sugar addiction: Behavioral and Neurochemical Effects of Intermittent, Excessive Sugar Intake**. *Neurosci Biobehav Rev.* 2008; 32(1): 20-39.

Bastos P. **Dairy, Hormones, and Human Health**. *Ancestral Health Symposium.* UCLA, August 2011. Video and presentation. (accessed January 2012)

Bernardo D et al. **Is gliadin really safe for non-coeliac individuals? Production of interleukin 15 in biopsy culture from non-coeliac individuals challenged with gliadin peptides**. *Gut*. 2007. 56(6): 889-890.

Biesiekierski JR et al. **Gluten causes gastrointestinal symptoms in subjects without celiac disease: a double-blind randomized placebo-controlled trial**. *The American Journal of Gastroenterology*. 2011. 106: 508-514.

Bischoff-Ferrari HA et al.**Calcium Intake and Hip Fracture Risk in Men and Women: a Meta-Analysis of Prospective Cohort Studies and Randomized Controlled Trials**. *Am J Clin Nutr*. 2007; 86: 1780-90.

Bischoff-Ferrari HA et al. **Milk Intake and Risk of Hip Fracture in Men and Women: A Meta-Analysis of Prospective Cohort Studies**. *Journal of Bone and Mineral Research*. 2011; 26(4): 833-839.

Brondum-Jacobsen P et al. **25-Hydroxyvitamin D Levels and Risk of Ischemic Heart Disease, Myocardial Infarction, and Early Death: Population-Based Study and Meta-Analyses of 18 and 17 Studies**. *Arteriosclerosis, Thrombosis, and Vascular Biology*, 2012.

Brown MJ et al. **Carotenoid bioavailability is higher from salads ingested with full-fat than with fat-reduced salad dressings as measured with electrochemical detection**. *Am J Clin Nutr*. 2004;80(20:396-403).

Bruno RS et al. **Human vitamin E requirements assessed with the use of apples fortified with deuterium-labeled alpha-tocopheryl acetate**. *Am J Clin Nutr*. 2006;82(2):299-304.

Carrera-Bastos P et al. **The western diet and lifestyle and diseases of civilization**. *Research Reports in Clinical Cardiology*. 2011; 2:15-35.

Carroccio A et al. **Non-celiac wheat sensitivity diagnosed by double-blind placebo-controlled challenge: exploring a new clinical entity**. *Am J Gastroenterol*. 2012. Published ahead of print.

Catassi C et al. **Natural history of celiac disease autoimmunity in a USA cohort followed since 1974**. *Ann Med*. 2010. 42(7): 530-538.

Childers NF and Margoles MS. **An Apparent Relation of Nightshades (Solanaceae) to Arthritis.** *Journal of Neurological and Orthopedic Medical Surgery.* 1993. 12: 227-231.

Clark RM et al. **A comparison of lycopene and astaxanthin absorption from corn oil and olive oil emulsions**. *Lipids.* 2000;35(7):803-806.

Cordain L. **Cereal Grains: Humanity's Double-Edged Sword**. *World Rev Nutr Diet.* 1999; 84: 19-73.

Cordain L. **The Nutritional Characteristics of a Contemporary Diet Based upon Paleolithic Food Groups.** *JANA.* 2002. 5(3): 15-24.

Cordain L et al. **Hyperinsulinemic Diseases of Civilization: More than Just Syndrome X**. *Comparative Biochemistry and Physiology Part A* 2003; 136: 95-112.

Cordain L et al. **Origins and evolution of the Western diet: health implications for the 21st century**. *Am J Clin Nutr.* 2005;81:341-54.

Cordain L et al. **The paradoxical nature of hunter-gatherer diets: meat-based, yet non-atherogenic**. *European Journal of Clinical Nutrition.* 2002;56(Suppl 1):S42-S52.

Cordain L. **Atherogenic Potential of Peanut Oil-Based Monounsaturated Fatty Acids Diets.** *Lipids.* 1998; 33: 229-30.

Davis SL. **The least harm principle may require that humans consume a diet containing large herbivores, not a vegan diet**. *Journal of Agricutlural and Environmental Ethics.* 2003;16(4):387.

Eastern Health Clinical School - Monash University. **The Low FODMAP Diet - Reducing Poorly Absorbed Sugars to Control Gastrointestinal Symptoms**. 2012.

El-Salhy M et al. **The role of diet in the patheogenesis and management of irritable bowel syndrome (Review).** *International Journal of Molecular Medicine.*2012. 29: 723-731.

Farrell RJ and Kelly CP. **Celiac Sprue**. *The New England Journal of Medicine.* 2002. 346: 180-188.

Foster GD et al. **Weight and metabolic outcomes after 2 years on a low-carbohydrate versus low-fat diet: a randomized trial**. *Ann Intern Med.* 2010;153(3):147-157.

Frassetto LA et al. **Metabolic and physiologic improvements from consuming a paleolithic, hunter-gatherer type diet.** *European Journal of Clinical Nutrition.* 2009;63:947-955.

Ghoshal UC et al. **Partially responsive celiac disease resulting from small intestinal bacterial overgrowth and lactose intolerance.** *BMC Gastroenterology.*2004. 4: 10.

Gibson PR et al. **Review Article: Fructose Malabsorption and the Bigger Picture**. *Aliment Pharmacol Ther.* 2006; 25: 349-36.

Hadjivassiliou M et al. **Gluten ataxia in perspective: epidemiology, genetic susceptibility and clinical characteristics**. *Brain.* 2003. 126(pt3): 685-691.

Hadjivassiliou M et al. **Neuropathy associated with gluten sensitivity**. *J Neurol Neurosurg Psychiatry.* 2006. 77(11):1262-1266.

Halton TL et al**. Low-carbohydrate-diet score and the risk of coronary heart disease in women**. *The New England Journal of Medicine.* 2006;355:1991-2002.

Hedren E et al. **Estimation of carotenoid accessibility from carrots determined by an in vitro digestion method**. *European Journal of Clinical Nutrition.* 2002;56(5):425-430.

Hite AH et al. **Low-Carbohydrate Diet Review: Shifting the Paradigm**. *Nutr Clin Pract.* 2011; 26: 300-308.

Hoyt G et al. **Dissociation of the Glycaemic and Insulinaemic Responses to Whole and Skimmed Milk**. *British Journal of Nutrition.* 2005;, 93: 175-177.

Institute of Medicine Food and Nutrition Board. **Dietary Reference Intakes for Energy, Carbohydrate, Fiber, Fat, Fatty Acids, Cholesterol, Protein, and Amino Acids**. 2005: 275.(18)

Kang SH et al. **The Effects of Dairy Processes and Storage on Insulin-Like Growth Factor-I (IGF-I) Content in Milk and in Model IGF-I-Fortified Dairy Product**. *J Dairy Sci.* 2006; 89: 402-409.

Karsten HD et al. **Vitamins A, E and fatty acid composition of the eggs of caged hens and pastured hens.** *Renewable Agriculture and Food Systems.* 2010; 25(1): 45-54.

Klaus J et al. **Small intestinal bacterial overgrowth mimicking acute flare as a pitfall in patients with Crohn's disease.** *BMC Gastroenterology.* 2009. 9: 61.

Klement RJ and Kämmerer U. **Is there a role for carbohydrate restriction in the treatment and prevention of cancer**. *Nutrition & Metabolism.* 2011; 8: 75.

Krauss ML et al. **Meta-Analysis of Prospective Cohort Studies Evaluating The Association of Saturated Fat With Cardiovascular Disease.** *Am J Clin Nutr.* 2010; 91: 535-46.

Lalonde M. **An Organic Chemist's perspective on Paleo**. *Ancestral Healthy Symposium*, UCLA 2011.

Lavelle EC et al. **The Identification of Plant Lectins With Mucosal Adjuvant Activity.** *Immunology.* 2001; 102: 77-86.

Lenoir M et al. **Intense Sweetness Surpasses Cocaine Reward**. *PLoS ONE.* 2007. 2(8): e698.

Lindeberg S et al. **A Palaeolithic diet improves glucose tolerance more than a Mediterranean-like diet in individuals with ischaemic heart disease.** *Diabetologia.* 2007;50:1795-1807.

Lindeberg S. **Paleolithic Diets as a Model for Prevention and Treatment of Western Disease**. *American Journal of Human Biology.* 2012;24:110-115.

Matucci A et al. **Temperature-dependent decay of wheat germ agglutin activity and its implications for food processing and analysis**. *Food Control.* 2004. 15(5):391-395.

McClellan WS and DuBois EF. **Prolonged Meat Diets With a Study of Kidney Function and Ketosis.** *The Journal of Biological Chemistry.* 1930. 87: 651-668.

Melnik BC. **Milk – The Promoter of Chronic Western Diseases**. *Medical Hypotheses.* 2009; 72: 631-639.

Mutungi G et al. **Dietary cholesterol from eggs increases plasma HDL cholesterol in overweight men consuming a carbohydrate-restricted diet**. *The Journal of Nutrition.* 2008;138:272-276.

Nachbar MS and Oppenheim JD. **Lectins in the United States diet: a Survey of Lectins in Commonly Consumed Foods and a Review of the Litterature**. *Am J Clin Nutr.* 1980; 33: 2338-2345.(11)

O'Dea K. **Marked improvement in carbohydrate and lipid metabolism in diabetic Australian Aborigines after temporary reversion to traditional lifestyle**. *Diabetes,* 33 (1984): 596-603.

Organic Consumers Association. **Organic Food is More Nutritious than Conventional Food**. *Journal of Applied Nutrition.* 1993; 45:35-39.

Östman EM, et al. **Inconsistency Between Glycemic and Insulinemic Responses to Regular and Fermented Milk Products**. *Am J Clin Nutr.* 2001; 74: 96-100.

Pan A et al. **Red meat consumption and mortality: results from 2 prospective cohort studies.** *Arch Intern Med.* 2012. 172(7): 555-563.

Patty W et al. **Saturated fat, carbohydrate, and cardiovascular disease**. *Am J Clin Nutr.* 2010;91:502-509.

Pellegrina D et al. **Effects of wheat germ agglutinin on human gastrointestinal epithelium: insights from an experimental model of immune/epithelial cell interaction.** *Tociol Appl Pharmacol.* 2009;237(2):146-153.

Poplawski MM et al. **Reversal of Diabetic Nephropathy by a ketogenic diet.** *PLOSone*. 2011.

Ratliff JC et al. **Eggs modulate the inflammatory response to carbohydrate restricted diets in overweight men.** *Nutrition & Metabolism*. 2008;5:6.

Rule DC and al. **Comparison of Muscle Fatty Acid Profiles and Cholesterol Concentrations of Bison, Beef, Cattle, Elk and Chicken.** *Journal of Animal Science*. 2002; 80: 1202-1211.

Sapone A et al. **Differential Mucosal IL-17 expression in two gliadin-induced disorders: gluten sensitivity and the autoimmune enteropathy celiac disease**. *Int Arch Allergy Immunol*. 2010. 152(1): 75-80.

Sapone A et al. **Divergence of gut permeability and mucosal immune gene expression in two gluten-associated conditions: celiac disease and gluten sensitivity**. *BMC Medicine*. 2011. 9:23.

Sapone A et al. **Spectrum of gluten-related disorders: consensus on new nomenclature and classification**. *BMC Medicine*. 2012. 10: 13.

Schmidt RF and Thews G. **Colonic Motility.** *Human Physiology*. 1989; 29.7:731.

Selvin E et al. **Glycemic control and coronary heart disease risk in persons with and without diabetes.** *Archives of Internal Medicine*. 2005;165(16):1910-1916.

Sepreadbury I. **Comparison with ancestral diets suggests dense acellular carbohydrates promote an inflammatory microbiota, and may be the primary dietary cause of leptin resistance and obesity**. *Diabetes, Metabolic Syndrome and Obesity: Targets and Therapy*.

Shafran I and Burgunder P. **Adjunctive Antibiotic Therapy with Rifaximin May Help Reduce Crohn's Disease Activity.** *Dig Dis Sci*. 2010. 55: 1079-1084.

Shafran I and Johnson LK. **An open-label evaluation of rifaximin in the treatment of active Crohn's disease.** *Current Medical Research and Opinion*. 2005. 21(8): 1165-1169.

Shepherd SJ and Gibson PR. **Fructose Malabsorption and Symptoms of Irritable Bowel Syndrome: Guidelines for Effective Dietary Management.** *Journal of the American Dietetic Association.* 2006. 106: 1631-1639.

Shepherd SJ et al. **Dietary Triggers of Abdominal Symptoms in Patients with Irritable Bowel Syndrome: Randomized Placebo-Controlled Evidence**. *Clinical Gastroenterology and Hepatology.* 2008. 6: 765-771.

Siebecker A. **Small Intestine Bacterial Overgrowth: Clinical Strategies. NCNM Continuing Education Online. October 2011. (**Recorded webinar**)**

Simopoulos AP. **The Importance of the Ratio of Omega-6/Omega-3 Essential Fatty Acids**. *Biomedicine & Pharmacotherapy.* 2002; 56(8): 365-79.

Sokoloff L. **Metabolism of Ketone Bodies by the Brain**. *Annu Rev Med.* 1973; 24: 271-80.

Stephen AM and Cummings JH. **The Microbial Contribution to Human Faecal Mass**. *J Med Microbiol.* 1980; 13: 45-56.

St-Onge MP and Jones PJH. **Physiological effects of medium-chain triglycerides: potential agents in the prevention of obesity.** *Journal of Nutrition*. 2002;132:329-332.

St-Onge MP et al. **Medium-chain triglycerides increase energy expenditure and decrease adiposity in overweight men**. *Obesity Research.* 2003;11(3):395-402.

Tursi A, Brandimarte G and Giorgetti G. **High prevalence of small intestinal bacterial overgrowth in celiac patients with persistence of gastrointestinal symptoms after gluten withdrawal**. *American Journal of Gastroenterology.* 2003. 98(4): 839-843.

United States Department of Agriculture. **USDA National Nutrient Database Food Search for Windows**, Version 1.0, Database Version SR23.

Vasconcelos IM and Oliveira JTA. **Antinutritional Properties of Plant Lectins**. *Toxicon.* 2004; 44: 385-403.(12)

Veech RL. **The Therapeutic Implications of Ketone Bodies: The Effects of Ketone Bodies in Pathological Conditions: Ketosis, Ketogenic Diet, Redox States, Insulin Resistance, and Mitochondrial Metabolism**. *Prostaglandins, Leukotrienes and Essential Fatty Acids*. 2004; 70: 309-319.

Veech RL et al. **Ketone Bodies, Potential Therapeutic Uses**. *IUBMB Life*. 2001; 51: 241-247.

Ventura A et al. **Duration of exposure to gluten and risk for autoimmune disorders in patients with celiac disease.** *Gastroenterology*. 1999. 117(2): 297-303.

Volek JS and Forsythe C. **The case for not restricting saturated fat on a low carbohydrate diet.** *Nutrition & Metabolism*.2005. 2: 21.

Volek JS et al. **Comparison of energy-restricted very low-carbohydrate and low-fat diets on weight loss and body composition in overweight men and women**. *Nutrition & Metabolism*. 2004;1:13.

Yancy WSJr et al. **A low-carbohydrate, ketogenic diet to treat type 2 diabetes.** *Nutrition & Metabolism*. **2005;2:34.**

Zioudrou C et al. **Opioid Peptides Derived from Food Proteins**. *J Biol Chem*. 1979; 254(7): 2446-2449.

ARTICLES PUBLIÉS SUR INTERNET

O'Bryan T. **Gluten Sensitivity and Celiac Disease.** *DrLoRadio's podcast*. Web July 2012.
https://www.bulletproofexec.com/61-gluten-sensitivity-celiacs-bulletproofing-your-gut-with-dr-tom-obryan-podcast/

O'Bryan T. **Autoimmune Disease.** *DrLoRadio's podcast*. Web July 2012.
http://www.blogtalkradio.com/drloradio/2012/07/11/autoimmune-disease-with-dr-thomas-obryan

Linus Pauling Institute. **Choline**.
http://lpi.oregonstate.edu/infocenter/othernuts/choline/

Kresser C. **The little known (but crucial) difference between folate and folic acid**. 2012.
http://chriskresser.com/folate-vs-folic-acid

Nutrition & Metabolism Society. **Top Ten Low Carb Myths**. Web August 2012.
http://www.nmsociety.org/low-carb-myths.html

Harvard Health Publications. **Understanding and treating an irritable bowel.** Web August 2012.
http://www.health.harvard.edu/staying-healthy/understanding_and_treating_an_irritable_bowel

Masterjohn C. **The Incredible, Edible Egg Yolk.** July 2005.
Cholester-and-health.com.

Robinson J. **Health Benefits of Grass-Fed Products.** *EatWild. 2009.*
http://www.eatwild.com/healthbenefits.htm.

Wolf R. **Clearing up kidney confusion: Part Deux.** June 2011.
http://robbwolf.com/2011/06/16/clearing-up-kidney-confusion-part-deux/

Dean W and English J. **Medium Chain Triglycerides (MCTs) – Beneficial Effects on Energy, Atherosclerosis and Aging.** *Nutrition Review.* Web August 2012.
http://nutritionreview.org/2013/04/medium-chain-triglycerides-mcts/

Dobromylskyj P. **Cholesterol presentation: between countries**. 2009.
http://high-fat-nutrition.blogspot.de/2009/02/cholesterol-presentation-between.html

Wolf R. **The Paleo diet, Sustainability and economic growth**. 2012.
http://robbwolf.com/2012/05/17/paleo-diet-sustainability-economic-growth/

Lang SS. **"Slow, insidious" soil erosion threathens human health and welfare as well as the environment, Cornell study asserts**. 2006.
http://www.news.cornell.edu/stories/2006/03/slow-insidious-soil-erosion-threatens-human-health-and-welfare

Rales M. **Grass-Based farming is making a comeback, due to the influence of Polyface Farm**. 2009.
http://hartkeisonline.com/2009/02/26/grass-based-farming-is-making-a-comeback-due-to-the-influence-of-polyface-farm/

Rose A. **Phytic Acid – Tips for Consumers from Food Science**. 2012. (accessed January 2012).
http://www.phyticacid.org/

Fallon S. **Broth is Beautiful**. *The Weston A. Price Foundation*. January 2000. (accessed January 2012)
http://www.westonaprice.org/health-topics/broth-is-beautiful/

Siebecker A. **Traditional Bone Broth in Modern Health and Disease**. *Townsend Letter*. February/March 2005. (accessed January 2012)
http://www.townsendletter.com/FebMarch2005/broth0205.htm

The Hayden Institute. **Inflammatory Foods: Nightshades.** Web July 2012.
http://haydeninstitute.com/additional-resources/additional-resources-diet-and-nutrition/inflammatory-foods-nightshades

Smit G. **Nightshades.** *The Weston A. Price Foundation*.2010.Web July 2012.
http://www.westonaprice.org/health-topics/nightshades/

MCT: Fife B. **Coconut Oil and Medium-Chain Triglycerides**. *Coconut Research Center*. 2003. Web August 2012.
http://www.coconutresearchcenter.org/article10612.htm

Masterjohn C. **Cholesterol and Health ¾ Functions and Foods.***Cholesterol-and-Health.com website*. 2008.
http://www.cholesterol-and-health.com/cholesterol-and-health.html

CHEZ LE MÊME ÉDITEUR

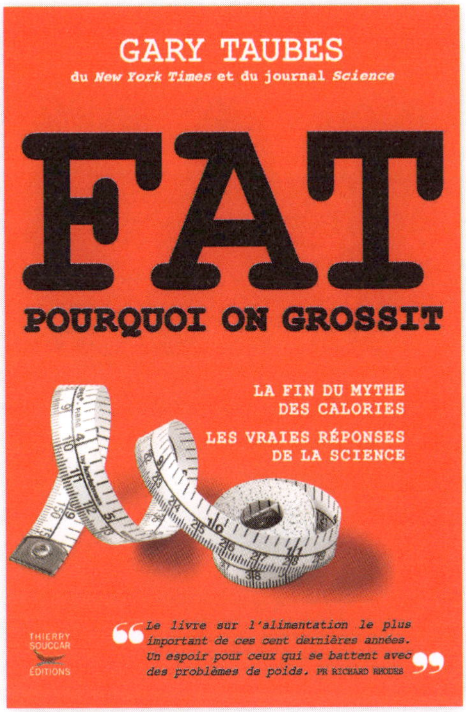

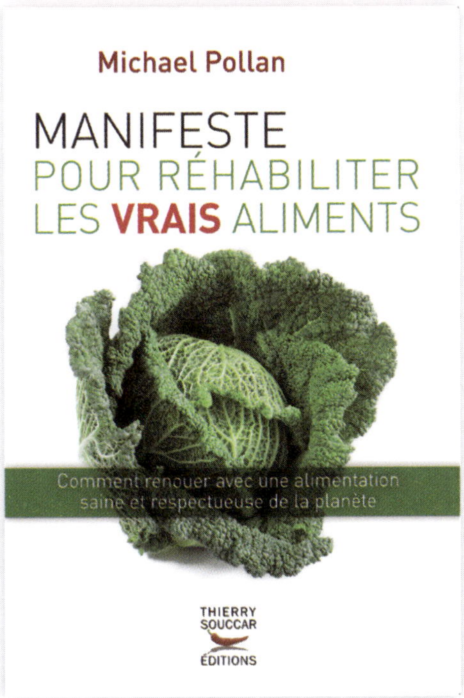

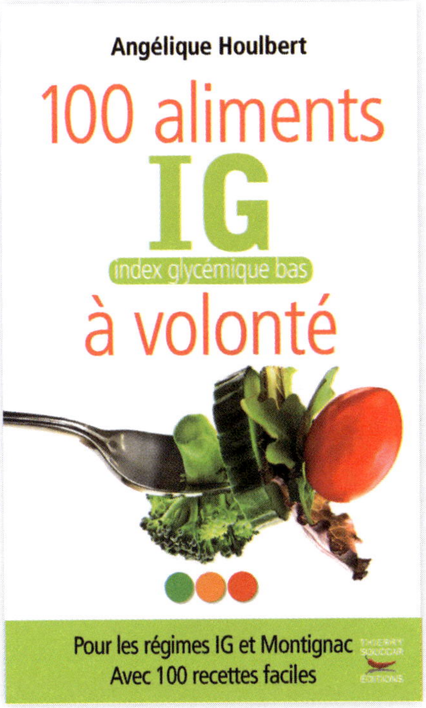
Angélique Houlbert
100 aliments
IG
index glycémique bas
à volonté
Pour les régimes IG et Montignac
Avec 100 recettes faciles

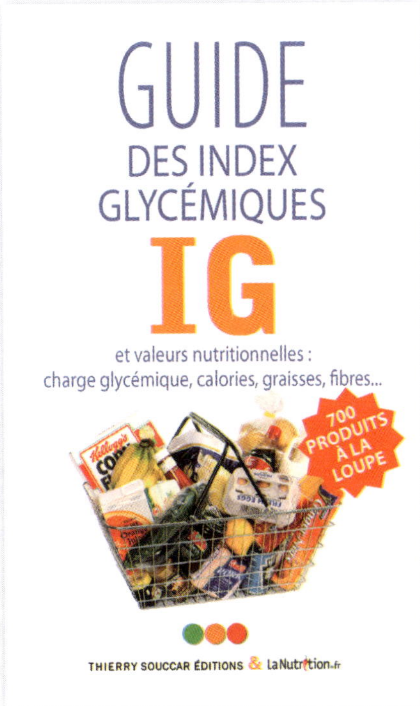
GUIDE
DES INDEX
GLYCÉMIQUES
IG
et valeurs nutritionnelles :
charge glycémique, calories, graisses, fibres...
700 PRODUITS À LA LOUPE
THIERRY SOUCCAR ÉDITIONS & LaNutrition.fr

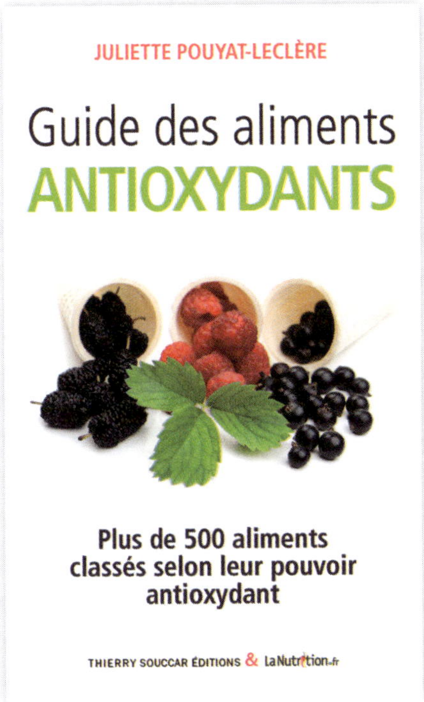
JULIETTE POUYAT-LECLÈRE
Guide des aliments
ANTIOXYDANTS
Plus de 500 aliments
classés selon leur pouvoir
antioxydant
THIERRY SOUCCAR ÉDITIONS & LaNutrition.fr

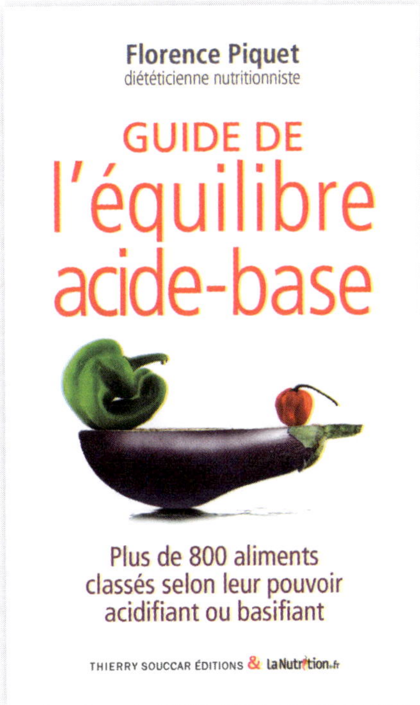
Florence Piquet
diététicienne nutritionniste
GUIDE DE
l'équilibre
acide-base
Plus de 800 aliments
classés selon leur pouvoir
acidifiant ou basifiant
THIERRY SOUCCAR ÉDITIONS & LaNutrition.fr

www.thierrysouccar.com

DES SOLUTIONS CONCRÈTES POUR MIEUX VIVRE

Sur le site Internet des **Éditions Thierry Souccar**, retrouvez tous nos livres, nos auteurs, leurs blogs et aussi :

- Des articles et vidéos pour se soigner naturellement
- Des conseils pour mieux manger
- Des avis d'experts pour améliorer vos performances sportives
- Des pistes pour retrouver équilibre émotionnel et bien-être

Abonnez-vous à notre newsletter !

Recevez gratuitement et régulièrement :

- Des extraits des livres et des bonus inédits
- Des interviews des auteurs
- Tous les rendez-vous avec nos auteurs
- Des articles précis et ciblés
- Des offres promotionnelles

Sur notre boutique en ligne :
tous nos livres imprimés et numériques

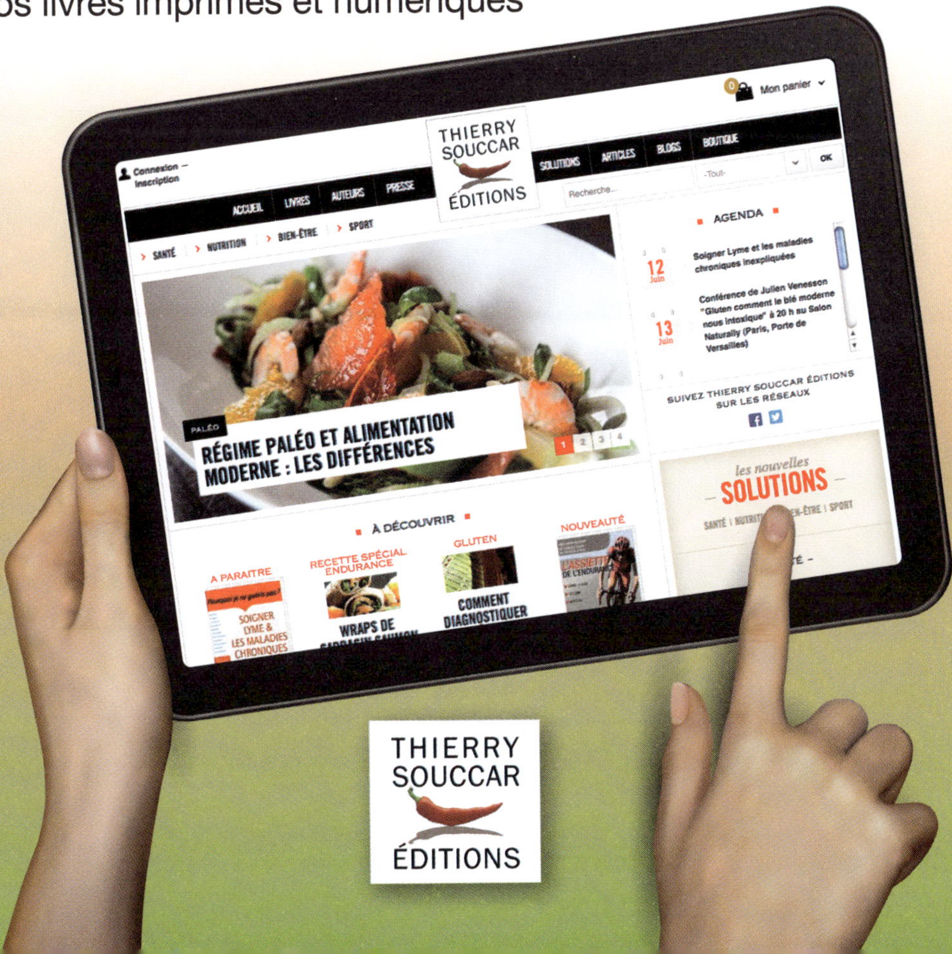

THIERRY SOUCCAR ÉDITIONS